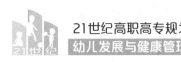
21世纪高职高专规划教材
幼儿发展与健康管理系列

湖南省2019年度自然科学基金科教联合项目
(课题号：2019JJ70040)研究成果

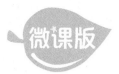
微课版

幼儿
保健与护理

主　编／滕　巍　魏文君　彭美春

副主编／张　伟　杨小玲　欧阳武裙
　　　　唐丽萍　蒋　欣　张　昊

参　编／杜林艳　宁志军　唐冬平　易笃友
　　　　张李杰　张雄峰　伍　昀　黎　洁

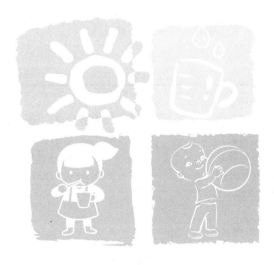

中国人民大学出版社
·北京·

图书在版编目（CIP）数据

幼儿保健与护理／滕巍，魏文君，彭美春主编 . -- 北京：中国人民大学出版社，2020.7
21世纪高职高专规划教材·幼儿发展与健康管理系列
ISBN 978-7-300-28388-3

Ⅰ.①幼… Ⅱ.①滕… ②魏… ③彭… Ⅲ.①幼儿 - 卫生保健 - 高等职业教育 - 教材 ②小儿疾病 - 护理 - 高等职业教育 - 教材 Ⅳ.① R174 ② R473.72

中国版本图书馆 CIP 数据核字（2020）第 126511 号

21 世纪高职高专规划教材·幼儿发展与健康管理系列

幼儿保健与护理

主　编　滕　巍　魏文君　彭美春
副主编　张　伟　杨小玲　欧阳武裙　唐丽萍　蒋　欣　张　昊
参　编　杜林艳　宁志军　唐冬平　易笃友　张李杰　张雄峰
　　　　伍　昀　黎　洁
You'er Baojian yu Huli

出版发行	中国人民大学出版社			
社　　址	北京中关村大街 31 号		邮政编码	100080
电　　话	010 - 62511242（总编室）		010 - 62511770（质管部）	
	010 - 82501766（邮购部）		010 - 62514148（门市部）	
	010 - 62515195（发行公司）		010 - 62515275（盗版举报）	
网　　址	http://www.crup.com.cn			
经　　销	新华书店			
印　　刷	北京宏伟双华印刷有限公司			
规　　格	185mm×260mm　16 开本		版　　次	2020 年 7 月第 1 版
印　　张	12.75		印　　次	2020 年 7 月第 1 次印刷
字　　数	235 000		定　　价	35.00 元

版权所有　侵权必究　　印装差错　负责调换

编 委 会

总主编　熊　伟

编　委　（按姓氏笔画排序）

王　宁　王志刚　王春燕　王艳芬　王笑梅　叶圣军

田建群　宁志军　刘晓军　许琼华　孙　杨　李　雪

李志英　李建军　杨　浩　杨小玲　杨泉芳　吴彩霞

陈　军　陈冬梅　欧阳武裙　易笃友　洪文治　郭铁成

唐丽萍　崔　洁　彭美春　蔡春燕　黎　洁　滕　巍

潘秀萍　潘雪锋　魏文君

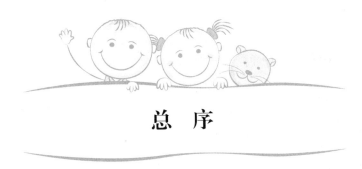

总　序

　　归根到底，人类社会产生以来的历史都是不懈追求更加高级生命质量的艰难曲折历程。实现人类享有高级生命质量的基础前提是生命安全，关键保障是和谐健康，核心内涵是美好生活，理想目标是全面发展。进入 21 世纪以来，随着人类社会的不断进步，特别是科学技术的进步，传统的安全观、健康观、生活观和发展观逐步深化与更新，世界各国积极倡导全面构建国民健康保护体系，同时更加重视全民健康服务与管理工作，以期合力推动全民健康事业与大健康产业蓬勃发展。

　　新中国成立以来，特别是改革开放以来，我国卫生健康事业取得了举世瞩目的重大进展，居民主要健康指标总体优于中高收入国家平均水平。但是，在新时代条件下，我国卫生健康事业也面临着一系列的新挑战。为此，国家做了一系列部署。2001 年，教育部印发《幼儿园教育指导纲要》，强调幼儿园必须把保障幼儿的生命安全和健康放在工作的首位。2005 年，劳动和社会保障部将健康管理师列入新职业目录。2013 年，国务院发布了《关于促进健康服务业发展的若干意见》。2016 年 8 月，习近平总书记在全国卫生与健康大会上强调，健康是促进人的全面发展的必然要求，是经济社会发展的基础条件，是民族昌盛和国家富强的重要标志，也是广大人民群众的共同追求，要把人民健康放在优先发展的战略地位，应树立大卫生、大健康的观念，加快推进我国卫生健康事业以治病为中心转变为以人民健康为中心。同年 10 月，中共中央、国务院印发了《"健康中国 2030"规划纲要》。2017 年 10 月，习近平总书记在十九大报告中提出实施健康中国战略，为人民群众提供全方位全周期健康服务。2019 年 7 月，国务院印发《国务院关于实施健康中国行动的意见》，国务院办公厅印发《健康中国行动组织实施和考核方案》。为此，我国迫切需要加快培养一批既掌握健康服务技术又懂健康管理的多层次、应用型、复合型、创新型的专业技术人才，能够合理分工又相互协同地开展面向全国民群体、全生命历程的全面健康服务，通过"重关怀、先预防、共促进、治未病"来整体提高人们的健康水平和生活质量。

为了积极回应新时代对新型健康服务人才的新需求，教育部于2016年2月发布了《教育部关于公布2015年度普通高等学校本科专业备案和审批结果的通知》（教高函〔2016〕2号），同意有关高校开办"健康服务与管理"本科专业。截至目前，全国已经有80多所高校开设该专业。同年9月，又公布了《普通高等学校高等职业教育（专科）专业目录》，确定在2016年度增补"幼儿发展与健康管理专业"等13个专业。截至目前，全国已经有300多所高校开设该专业。这充分说明以上本专科专业已经在较短的时间内获得学校、学生和家长的广泛认可。然而，举办新专业尤其是新兴跨学科背景应用型专业客观上面临着专业认知、院校实力、学科背景、师资队伍、硬件条件、经费支持和配套保障等诸多方面的实际困难。其中，应优先解决的问题是对专业的正确认知。为此，全国地方高校学前教育专业学术协作联盟在2018—2019年，先后策划主办了全国学前教育智库服务高峰论坛暨新课程资源建设研讨会、全国学前教育学术传媒峰会、全国"幼儿发展与健康管理"专业与课程建设研讨会和全国高校学前教育专业建设与质量评估高峰论坛等会议，积极团结全国已经开设和计划开设幼儿发展与健康管理专业的相关高职高专院校，认真探讨了幼儿发展与健康管理专业建设总体思路、专业人才培养方案、专业教学标准、专业课程建设、专业教材与教学资源开发和专业质量评估等共同关心的问题，初步达成一系列专业建设共识，并呼吁优先加强专业基础、专业核心和专业拓展等三类专业教材的建设。经过约三年的精心筹备，在全国地方高校学前教育专业学术协作联盟、中国人民大学出版社以及相关高职高专院校的大力支持下，我们争取立项、组织编写并将分批陆续出版这套幼儿发展与健康管理系列教材。

根据《普通高等学校高等职业教育（专科）专业目录》，幼儿发展与健康管理专业隶属于公共管理与服务大类下的公共服务类专业。因此，在专业建设定位方面，应充分学习和深刻领会健康中国战略部署、国家经济和社会发展规划、教育发展规划、行业分类标准、职业分类标准和新产业新业态新商业模式统计分类等方面的文件精神，特别突出针对幼儿群体和个体的生命关怀，全面发展和提供健康管理、健康教育和健康促进等方面的新型公共健康服务，认识到与隶属于教育与体育大类下的教育类专业——早期教育和学前教育专业，以及体育类、医学类和管理类等下属具体专业，在人才培养方案设计上有着根本性区别，并通过开设相应的专业基础类、专业核心类和专业拓展类课程予以支撑体现。为此，本系列教材在编写过程中特别强调：人类种系发展是灵长类动物种系发展的延续，人类个体发展是人类种系发展的浓缩。较之动物种系发展更多受生物规律支配和物质条件影响，人类种系发展同时受历史文化发展规律和社会文化发展等因素影响，并具有独特的物质和精神生活内涵。人类个体发展是指个体身心整体的连续变化过程以及身体、生理、心理、行为等方面的发育、成长、分化、成熟、变化的具体过程。儿童发展主要是指人类个体全程发展过程中从不成熟到成熟、不断完善、螺旋上升的特殊成长阶段。较之成人发展阶段特别是老年发展阶段，儿童发展阶段具有开端基础性、快速递进性和环境易感性的独特性质。幼儿阶段又是依据客观年龄特征可以辨识划分的儿童发展过程中的关键阶段。因此，幼儿发展与健康管理专业的知识与专门实践体系的建构应以广义生命科学（而不是单一的医学、体育学、教育学和心理学等学科）为基础，深入认识幼儿的体格、神经、心理、动作和智能发展等方面的生命特征，重视推进"医、体、教、管、服"的深度融合应用，关怀改善幼儿生命质量，保障提升幼儿生命效能；应以早期儿童发展科学为专业理论依据，重点关注幼儿阶段生理发展、认知发展、个性与社会性发展、文化性发展等基本领域发展内容；应以全面和谐健康状态（包括身体健康、心理健康、社会适应健康和道德健康等基本维度）为其专业服务的核心目标，重点关注系统干预过程中直接或间接影响幼儿健康的遗传、营养、运动，以及自然、经济、社会文化环境和医疗卫生保健条件等多元变量因素；应以全面健康服务（包括健康管理、健康教育和健康促进等基本维度）为其专业服务的核心内容，重点关注对幼儿健康状态的预测、监测、分析、评估、教育、促进、诊断、康复和追踪等多学科背景知识的融合式应用技术服务。

万事开头难，最难开篳路。着眼于尽快满足已经开设和计划开设幼儿发展与健康管理专业的高职高专院校对专业基础和专业核心类教材的迫切需要，我们组建了以部分本科院校和研究机构专家为审读编委、由高职高专院校专业负责人担任各册教材主编、具有高级职称的骨干教师为编写主力的丛书编委会，并建立了相应的编写、编校和审定等方面的工作规则。全体编写人员本着加快专业建设步伐的高度责任感，充分发扬了自力更生、团结协作、艰苦奋斗的精神，努力克服了前期研究积累不足、直接参考资料较少和新冠疫情的影响等实际困难，及时完成了各自撰写任务并交付编校出版。

值此套丛书付梓之际，我们不由追忆难忘的研讨岁月，并由衷感谢对教材立项和编写给予顾问指导的各有关单位领导与专家。他们分别是：陕西师范大学体育学院原党总支书记熊正英教授、浙江师范大学杭州幼儿师范学院原院长秦金亮教授、陕西学前师范学院经济管理学院院长崔洁教授、广西幼儿师范高等专科学校刘晓军教授、湖南幼儿师范高等专科学校郭铁成教授、厦门心欣幼儿园陈军园长、中国人民大学出版社教育分社罗海林社长。

尽管热情不小，但是囿于水平，这套幼儿发展与健康管理系列教材难免有所讹漏甚至错误之处，敬请学界和业界方家不吝批评指正，帮助我们再版时修订完善。

熊 伟

2020 年 7 月 8 日

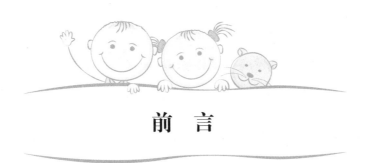

前　言

　　2018 年 11 月，中共中央、国务院印发了《关于学前教育深化改革规范发展的若干意见》，这是新中国成立以来以中共中央、国务院名义出台的第一个面向学前教育的重要文件，具有重要里程碑意义。《意见》明确指出，学前教育是重要的社会公益事业。办好学前教育，实现幼有所育，是党的十九大做出的重大决策部署，是党中央赋予各级党委和政府、教育系统及各有关部门、各相关单位和广大幼儿园的重大政治任务。

　　为办好学前教育类专业，我们对相关专业课程进行了重构，优化了课程内容。"幼儿保健与护理"课程是幼儿发展与健康管理专业、学前教育专业的主干课程，也可作为公共卫生事业管理专业的选修课程。本课程涉及面广，综合了儿童保健学、健康教育学、儿科学、儿科护理学、心理学、教育学、营养学、预防医学、公共卫生学、健康管理学等众多学科，是幼儿教育学、幼儿营养学及幼儿心理学等相关学科的基础。为此，我们在以往学龄前儿童卫生教材内容的基础上，增加了现在常见的幼儿传染病如手足口病和信息化造成的流行病"近视"等疾病的预防保健知识，形成了以下三大特色。

　　1. 在编写内容上，注重知识更新。根据学科发展趋势，力求反映本学科前沿知识，充分体现教材的时代感；注重对幼儿情感发育、心理和认知行为问题的干预与护理，将幼儿保健与护理的内涵渗透到幼儿健康的各个方面，详细阐述幼儿各系统生长、发育特点，以及保健与护理的基本方法，对幼儿营养、心理障碍、计划免疫等进行了详细讲解。通过学习，不仅可以让学生掌握基本的幼儿保健护理技能，在专业上得心应手，而且拓宽学生视野，触类旁通，激发学生思考、探索潜力。

　　2. 在编写体例上，注重形式创新。全书采用章、节层次编写模式，每章章前都设有学习目标、学习重难点、学习方法和教学建议栏目，章后有本章小结、思考与练习；为弘扬中国传统医学精髓，每章均以《黄帝内经》的系列摘录为起点，向学生灌输中国传统医学养生保健巨著的核心思想；为适应信息化时代健康全球化的需求，在每章结尾的"知识拓展"中介绍健康领域系列理论，引导学生增进对新时代健康理念发展的了解。

3. 在教材适用上，注重用户体验。一方面，为学生发展服务，体现以生为本的核心理念，教材内容的选择从幼儿发展实际出发；另一方面，为体现一定的社会价值，还慎重考虑了社会发展的需要，以方便社会用户学习。为此，我们开发了多形态立体化课程教学资源，为不同用户精心配备了教案、教学PPT、配套视频等，用户可通过扫描二维码方便获取相关资源。因此，本教材既可以作为指导幼儿教师、幼儿园管理人员的实操性很强的专业教材，也可作为社区幼儿健康管理人员的参考用书。

本教材是集体智慧的结晶。全书编写框架和体例由主编确定后，具体编写分工如下：第一章——滕巍；第二章——魏文君、黎洁；第三章——蒋欣；第四章——欧阳武裙、张李杰；第五章及附录——张昊；第六章——唐冬平；第七章——杜林艳、易笃友；第八章——彭美春、宁志军；第九章——杨小玲；表格及图片制作——张伟；"知识拓展"栏目及配套资源开发——唐丽萍、伍昀、张雄峰；统稿及文字审定——滕巍、张伟。

本教材在编写过程中，吸纳了学界专家学者的相关研究成果，由于编写体例所限未在文中一一注明，在此表示感谢。同时，本教材的编写工作得到了永州职业技术学院的大力支持，得到了韩立路教授、卢璐教授、蒋铁副教授、彭路副教授等的精心指导，在此一并致谢。

由于编写时间紧迫，编者能力和水平有限，本教材难免存在缺点和不足之处，我们真诚希望所有使用本教材的院校同人和广大读者批评、指正。

编者

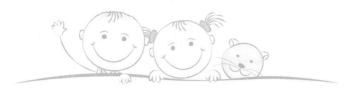

目　录

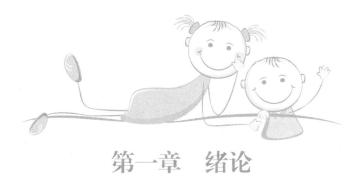

第一章 绪论

学习目标

1. 了解健康的新概念与新标准。
2. 熟悉幼儿保健与护理的服务途径和主要形式。
3. 掌握幼儿健康的标志与影响幼儿健康的主要因素。

学习重难点

能通过对幼儿的观察与沟通交流，初步评估孩子是否达到健康标准，找出影响其健康的因素。

学习方法

1. 课前预习，拟出本章知识结构。
2. 课后复习，完成练习题，巩固课堂效果。
3. 查阅资料或文献，进一步了解健康新理念。

课堂讲授结合案例教学，引导学生分析当前幼儿保健与护理的发展方向。

　　上古之人，其知道者，法于阴阳，知于术数，食饮有节，起居有常，不妄作劳，故能形与神俱，而尽终其天年，度百岁乃去。今时之人不然也，以酒为浆，以妄为常，醉以入房，以欲竭其精，以耗散其真，不知持满，不时御神，务快其心，逆于生乐，起居无节，故半百而衰也。

——《黄帝内经·素问·上古天真论》

　　幼儿保健与护理是一门研究如何增进幼儿健康的综合学科。幼儿正处于生长发育阶段，因此，在幼儿保健与护理工作中，要以幼儿发展理论为依据，全面理解和正确解释幼儿的各种行为、表现及病理现象，恰当地运用适合幼儿的保健与护理方法、途径和技术，帮助幼儿具备基本功能，促进幼儿生理、心理、社会功能的全面发展，并为其入学作准备。

第一节　健康与幼儿健康

一、健康新概念与新标准

　　马克思曾指出：健康是人的第一权利，是人类生存的第一前提。什么是健康？随着社会的发展及医学模式的转变，健康的观念在不断深化、扩展。世界卫生组织（WHO）对健康提出了 10 条标准：第一，精力充沛；第二，处事乐观；第三，睡眠良好；第四，保持标准体重；第五，适应能力强；第六，能抵抗一般性疾病；第七，眼睛明亮；第八，牙齿完坚；第九，头发有光泽；第十，肌肉、皮肤弹性好。

　　1946 年 4 月 7 日，世界卫生组织在其《宪章》中提出了著名的健康的定义："健康不仅是没有疾病和衰弱，而且是保持身体、心理和社会适应上的完美状态。"概括地指明了健康是生理、心理、社会三个方面的完美结合。1978 年，国际初级卫生保健大会在《阿拉木图宣言》中又重申："健康不仅是没有疾病和体弱的表现，而且是身心健康、生活幸福的完美状态。"这个概念不仅阐明了生物学因素与健康的关系，而且强调了心理、社会因素对人体健康的影响。1990 年，世界卫生组织关于健康的概念有了新的发展，把道德修养纳入了健康的范畴。这是一种整体的、积极向上的健康观。新的健康观念说明了人们对健康的理解越来越科学、越来越完善，对自身健康要求越来越高，对幸福的追求越来越趋向完美。

世界卫生组织在总结以往实践经验的基础上，于1999年又提出了"五快""三良好"的健康新标准："五快"即吃得快、便得快、睡得快、说得快、走得快；"三良好"即良好的社会适应能力、良好的人际关系、良好的个性。

健康新标准"五快""三良好"

党中央在《关于加强社会主义精神文明建设若干重要问题的决议》中特别指出：家庭要有美德，社会要有公德，职业要有道德。所以，最新的健康定义包含了四个方面：身体健康、心理平衡、社会健康和道德健康，综合起来就叫身心健康。身体健康是健康的基础，心理健康是健康的核心。

二、幼儿健康的主要标志

幼儿健康的标志主要包括以下三个方面。

（一）身体健康

1. 体格生长发育良好

身高、体重、头围及胸围等各项指标均在该年龄组正常范围；身体各器官生理功能正常；食欲良好，睡眠充足，精力充沛。

2. 幼儿适应环境的能力较强

具有一定的抗病能力，较少生病。

3. 体能发展良好

身体动作较平稳、灵活、协调；手眼协调能力发展良好。

（二）心理健康

1. 情绪积极向上

幼儿情绪稳定、愉快，不经常发怒、不无故摔打玩具；生活起居正常，能按时入睡，且睡眠安稳，无吮吸手指或咬物入睡的习惯；不过分挑食，不经常无理取闹。

2. 性格特征良好

幼儿具有热情、勇敢、自信、主动、诚实等良好的性格特征。

3. 人际关系融洽

心理健康的幼儿乐于与人交往，能与伙伴合作，会跟伙伴快乐地游戏；心理不健康的幼儿则会远离同伴，或容易成为群体中不受欢迎的人。

4. 动作发展正常

心理在活动中产生并表现在活动中，婴儿早期动作发展是为心理发展创造条件的。早期动作发展在一定程度上反映心理发展水平，早期动作的发展过于迟缓，可能预示以后智力发展上的障碍。

5. 认知发展正常

幼儿求知欲较强，喜欢提出问题并积极寻求解答；学习或完成力所能及的任务时，注意力集中，记忆力正常；爱说话，语言表达能力同年龄相符，无口吃现象；生活中对力所能及的事乐于自己做，不过分依赖别人的帮助，能较认真地完成别人委托的事情。

（三）良好的社会适应能力

社会适应能力是个体为了适应社会生活环境而调整自己的行为习惯或态度的过程。在社会生活中，每个人都有人际交往、合作、友情、尊重等愿望和需要。这些需要的满足依赖于个体对社会的适应，同时又能促进个体社会适应能力的发展。

幼儿良好的社会适应能力主要表现在：能较快地融入集体生活，有良好的人际关系，能积极主动应对各种压力，以保持与环境之间及自身的平衡。

三、影响幼儿健康的因素

幼儿的健康状况是诸多因素相互交叉、渗透、影响和制约的结果。幼儿的身体、心理和社会适应的健全状态与他们所处的自然和社会环境有关，也与其自身状况有关。影响幼儿健康的因素主要有四个方面。

（一）生理因素

生理因素是对幼儿健康产生重大影响的生物学因素，包括细胞、组织、器官和系统的机能，以及在不同环境下机体各部分和整体的反应。幼儿生长发育的特征、潜力、趋向、限度等受父母双方遗传的影响，种族、家族的遗传信息影响深远，如肤色、头发、面部特征、身材高矮、性成熟的迟早等。还有遗传性疾病，无论是染色体畸变或代谢性缺陷，对生长发育均有影响。幼儿正处于迅速生长发育过程中，其生理状态在不断变化，机体自身某一部分发育障碍或者遭受损伤，都会影响幼儿的身心健康。例如：外伤、中毒或病变等原因引起幼儿神经系统特别是脑的损伤，会造成个体的生理活动失常，还可引发机体特别是内脏器官器质性或功能性的继发改变及心理活动的某些变化。

（二）环境因素

1. 自然环境

良好的自然条件，如充足的阳光、新鲜的空气、清洁的水源、合理的膳食、安全的设施等，都是维持和促进幼儿健康的重要条件。

2. 社会环境

（1）家庭。家庭生活氛围、家长教养方式、家庭生活方式等诸多因素，都会给幼儿生长发育和身心健康带来深刻影响。

（2）幼儿园。幼儿园是幼儿生活的小社会，幼儿园园舍、设备设施等直接影响幼儿的健康状况。

（3）社区。幼儿健康教育应扩展到社区，充分利用社区中的医疗卫生机构、服务设施等资源开展教育，丰富教育内容，为促进幼儿健康发展服务。

（三）生活方式

生活方式是人们长期受一定的社会经济、文化、传统习俗、规范等的影响，特别是受家庭影响而形成的一系列生活习惯、生活模式和生活意识，包括人们的衣、食、住、行、休息、娱乐、社会交往等方面。良好的生活方式有益于健康，而不良的生活方式则有损于人的健康。例如，为幼儿提供合理、平衡膳食可以保证幼儿的正常发育，但如果幼儿长期偏食、挑食，则会造成体内某种营养素过多或缺乏，从而导致生长发育迟缓或生病，影响健康。

（四）卫生保健设施

卫生保健设施主要是指社会为保护人们的健康、防治疾病提供的有关预防服务、保健服务、医疗服务和康复服务。完善幼儿卫生保健设施，提高幼儿保健服务水平和质量，是保证幼儿健康的重要方面。随着医学的发展，我国幼儿保健服务已基本形成较为系统的网络体系，各社区已实现网格化管理。

第二节　幼儿保健与护理的研究任务

幼儿保健与护理是从体格、智能、行为和社会等方面来研究幼儿，通过对其提供综合性和广泛性的保健与护理，改变或消除影响幼儿健康的因素，促进和保障幼儿身心健康。

一、幼儿保健与护理的对象

幼儿保健与护理的服务对象是指 0～6 岁的幼儿，通常是儿童进入母婴健康管理中心、托儿所或幼儿园的时期。幼儿期是儿童成长的重要阶段，由于身心各方面发展和生活范围的扩大，幼儿的独立性逐渐增强，对周围事物充满好奇。同时，幼儿通过观察、模仿等，会了解一些基本生活常识，参与和完成一些力所能及的简单活动。

二、幼儿保健与护理的服务途径

幼儿保健与护理的服务途径主要包括三个方面：机构幼儿保健与护理、社区幼儿保健与护理以及家庭幼儿保健与护理。

（一）机构幼儿保健与护理

机构幼儿保健与护理是指具体的机构内开展的保健与护理，包括医院保健与护理，母婴健康管理中心、托儿所及幼儿园保健与护理。其中，医院保健与护理包括综合医院、儿童医院、妇幼保健院，其服务对象主要是患病的幼儿。

（二）社区幼儿保健与护理

社区幼儿保健与护理是指依靠社区资源，在社区或基层开展幼儿保健与护理活动。主要场所有社区诊所或村医点、居（村）委会。

（三）家庭幼儿保健与护理

家庭幼儿保健与护理是机构内保健与护理的外延服务，即具有一定水平的专业人员走出机构到社区或基层提供家庭保健与护理服务，以家庭和个人为主体。

三、幼儿保健与护理的实现途径

（一）健康教育

健康教育是通过有计划、有组织、有系统的社会和教育活动，促使人们掌握卫生保健知识，自觉地采纳有益于健康的行为和生活方式，消除和减轻影响健康的危险因素，预防疾病、促进健康、提高生活质量，其核心是教育人们树立健康意识，养成良好的行为和生活方式。

健康教育通过科学分析和设计，针对某一群体健康的主要问题，采用各种教育手段和方法，规范地向人们示范健康和科学的行为模式、各种自我保健技术，引导人们逐步树立科学的生活方式和行为。这种教育需依靠政策、法规和组织等行政手段的强有力支持，否则将显得软弱无力。健康教育还必须充分发动群众广泛参与，唤起群众同自己不文明、不科学、不健康的行为作斗争。许多不良的行为和生活方式的形成并非个人的孤立行动，还受文化背景、社会关系、经济状况、风俗习惯及个性等因素的影响。因此，人们在做出有关健康行为决策时，往往受到个人无法控制的因素的影响。这就决定了健康教育必须是一种有计划、有组织、有系统的社会活动，否则，难以收到预期的效果。保障健康教育效果的三个必备条件是：第一，知识是前提。人们大多不是死于疾病，而是死于无知。第二，树立"健康第一"的观念是根本。不少人是死于知之而不为之。第三，养成良好的生活方式和行为习惯是关键。行为形成习惯，习惯形成个性，个性决定命运。陋习不改，健康难保。

（二）健康促进

健康促进是指促使人们提高和改善自己健康的过程，是协调人类与生存环境之间的策略，其核心是社会的健康目标转化为社会的行动。

健康促进的内涵包括健康教育及其他能促使行为与环境（包括社会的、政治的、经济的和自然的环境）向有利于健康的方向改变的一切支持系统，而健康教育在健康促进中起主导作用。在健康促进过程中，实现健康目标的前提条件和资源不是单靠卫生部门就可以办到的，而必须依靠各部门的通力合作和多层次、多渠道、多学科的支持：（1）强调群众自愿参与健康活动的重要性；（2）运用法律、规范、政策以促进健康行为的形成，并阻止有害健康行为的发生；（3）教育群众提高对自身健康承担的责任感；（4）动员社会各行业认识到自己的行为会给人类健康造成的影响等，以创造一个人人享有健康的广泛社会基础，使人们达到可能的最高健康水平。总之，健康促进就是健康教育加政府行为。

许多国家尤其是发达国家，经过反复论证和多年实践后认为，普及健康教育和健康管理、开展健康促进活动是一项投入少、效益高的预防疾病、增进健康、提高生活质量的有效途径。

四、幼儿保健与护理的研究内容

幼儿保健与护理从分析当前的健康发展形势、幼儿健康的主要标志及其影响因素、维护幼儿健康的重要意义入手，着重阐述了幼儿的生长发育规律、幼儿健康评估、幼儿各系统的特点及其保健与护理、幼儿营养、幼儿常见疾病的保健与护理、幼儿常见心理障碍及其干预方法、幼儿疾病预防策略等。

随着健康领域研究的进展，生物－心理－社会医学模式的广泛运用，幼儿保健与护理的研究内容不断拓展，如幼儿生长发育、幼儿健康教育与促进、幼儿疾病防治以及疾病康复与护理等，由单纯的疾病保健与护理转变为以幼儿及其家庭为中心的健康管理；由单纯的个体保健与护理扩展为对所有幼儿群体生长发育、疾病防治及促进幼儿身心健康的全方位服务；由单纯的医疗保健机构承担工作任务发展为全社会都参与并承担幼儿保健与护理工作。因此，幼儿保健与护理已经成为一门融医学、心理学、教育学等为一体的综合学科，多学科协作是当今幼儿健康研究的必然趋势。一切涉及幼儿时期的卫生和健康问题都是幼儿保健与护理的研究范畴。

五、健康管理在幼儿保健与护理中的应用

健康管理是指以现代健康理念即生物、心理及社会适应能力为基础，在现代医学模式及中医思想指导下，应用现代医学和管理学知识，对个体或群体健康进行监测、分析、评估，对健康危险因素进行干预、管理，提供连续服务的行为活动及过程，达到以最小的成本预防与控制疾病的目标，从而提高人群生存质量。

保健与护理能预防个体不健康心理和行为的发生，健康管理则能够直接提高个体的健康水平。目前，保健与护理逐渐趋向"自我保健"模式，即保健模式从过去的"依赖型""被动型"向"自助型""主动型"发展，要求个体和家庭具备一定的健康素养并发挥主观能动性，也就是要实现自我健康管理。健康管理是保健与护理的升华，用健康管理理念引导幼儿保健与护理从"防已病、护已病"走向"治未病、护未病"，将健康管理融入幼儿保健与护理中，成功实现过渡与融合，使幼儿及其家庭成员成为保健与护理的主体，健康管理者成为客体、协助者，对幼儿健康实现全程关注，做到未病先防、即病防变、预后防复，实现全程健康维护。

知识拓展

幼有所育

"幼有所育"是指对 0～6 岁学龄前儿童的保育和教育，包括 3～6 岁儿童的学前教育和 0～3 岁婴幼儿的托育服务。在中国这样一个有着 1.13 亿名学龄前儿童的人口大国，推动"幼有所育"不断取得新进展，既关系到亿万儿童身心健康发展，关系到人民群众切身利益，又关系到国家和民族的未来，这充分体现了以习近平同志为核心的党中央坚持"以最广大人民根本利益为根本坐标，从人民群众最关

心最直接最现实的利益问题入手"，发展 0～6 岁学龄前儿童保育和教育的决心和努力，也是当前全党、全国贯彻落实习近平新时代中国特色社会主义思想，推动学龄前儿童保育和教育快速、健康发展的重要战略举措。

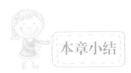

本章小结

本章围绕"幼儿健康"，从健康新概念与新标准、幼儿健康的主要标志、影响幼儿健康的因素、幼儿保健与护理的任务和范围、健康管理在幼儿保健与护理中的应用等方面进行了阐述。介绍了最新的健康定义，提出了"五快""三良好"的健康新标准及幼儿健康的标志，分析对幼儿健康有影响的四类因素，探讨幼儿保健与护理的实现有依赖于机构、社区、家庭三种服务途径和健康教育、健康促进两种形式，提出用健康管理理念引导幼儿保健与护理，从"防已病、护已病"走向"治未病、护未病"。

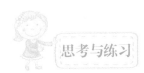

思考与练习

1. 什么是健康？
2. 幼儿健康的主要标志有哪些？
3. 影响幼儿健康的因素有哪些？
4. 幼儿保健与护理的研究任务是什么？

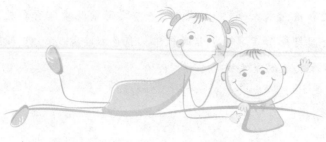

第二章　幼儿生长发育

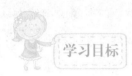

学习目标

1. 了解幼儿体格发育的规律、影响因素及与体格发育有关的其他系统的发育。
2. 熟悉幼儿神经心理行为发育的规律和特点。
3. 掌握幼儿体格生长发育常用指标及评价方法。

学习重难点

　　运用体格生长发育常用指标及评价方法对幼儿各期生长发育情况正确地进行评价和判断。

学习方法

1. 课前预习，拟出本章知识结构。
2. 归纳整理幼儿体格生长各年龄阶段常用指标值。
3. 课后完成练习题，并利用体格生长发育常用指标对幼儿或模拟幼儿进行评价和判断，巩固课堂效果。

教学建议

1. 讲授法：讲述幼儿体格发育的规律及影响因素、幼儿神经心理行为发育的规律和特点等。
2. 案例教学法与讨论教学法：设计幼儿不同年龄阶段体格生长常用指标案例，分组讨论和判断幼儿生长发育是否正常。
3. 读书指导法：指导学生阅读人体解剖学、儿科学等方面的教科书，全面了解幼儿生长发育特点。

> 夫四时阴阳者，万物之根本也。所以圣人春夏养阳，秋冬养阴，以从其根，故与万物沉浮于生长之门。逆其根，则伐其本，坏其真矣。故阴阳四时者，万物之终始也，死生之本也。逆之则灾害生，从之则苛疾不起，是谓得道。
>
> ——《黄帝内经·素问·四气调神大论》

幼儿生命过程最基本的特征就是处于不断生长发育的过程之中。生长发育是指从受精卵到成人的整个成熟过程。生长是指幼儿各器官、系统的长大和形态变化，为量变过程；发育是指细胞、组织器官分化完善与功能上的成熟，为质变过程，包括情感、心理的发育成熟过程。

第一节　体格发育

一、体格发育的规律及影响因素

每个幼儿的生长模式不尽相同，但在总的速度和各器官、系统发育的顺序上，都有一定的规律性。

（一）体格发育的规律

1.生长的连续性、非匀速性、阶段性

生长发育在整个幼儿时期持续进行，不同年龄阶段，生长速度不同，呈非匀速性生长，形成不同的生长阶段。出生后的第一年，尤其是前 3 个月最快，是第一个生长高峰；第二年后生长速度趋于稳定，青春期生长速度又加快，出现第二个生长高峰。整个

儿童期身高生长速度曲线呈"〜"形（见图2-1）。

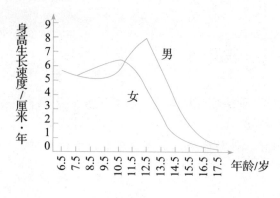

图2-1　男女身高生长速度曲线图

2. 各系统器官发育的不平衡性和协调性

人体各系统的发育顺序遵循一定规律，有各自的生长特点，与其在不同年龄的生理功能有关，如神经系统发育较早；生殖系统发育较晚；淋巴系统在小儿时期迅速生长，于青春期前达到高峰，以后逐渐下降到成人水平；其他如心脏、血管、肝脏、肾脏、脾脏、肺、肌肉、骨骼等的发育基本与体格生长平行。可见，机体各系统的发育是不平衡的（见图2-2）。但各系统的发育又是协调的，譬如，淋巴系统达到发育高峰，免疫功能有所下降后，免疫系统的发育逐渐成熟。另外，任何一种环境因素都可以对多个系统同时产生影响，例如科学的营养不仅有利于运动系统的发育生长，而且有利于神经系统及其他系统的发育。

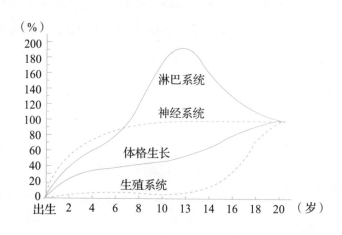

图2-2　各系统器官发育的不平衡性

3. 生长发育的顺序性

生长发育通常遵循由上到下、由近到远、由粗到细、由低级到高级、由简单到复杂的顺序或规律，如出生后运动发育的规律是：先抬头，后抬胸，再到坐、立、行（从上到下）；先抬肩、伸臂，再双手握物；先会控制腿，再控制脚的活动（由近到远）；先会用手掌握持物品，再发展到能以手指端摘取（由粗到细）；先会画直线，进而能画图（由简单到复杂）；先会看、听和感觉事物，认识事物，再发展到记忆、思考、分析、判断事

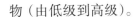

物（由低级到高级）。

4.个体差异

生长发育虽然按照一定的规律发展，但在一定范围内受遗传与环境因素的影响。因此，幼儿体格生长存在个体差异，如同性别、同年龄的儿童群体中，每个儿童的生长水平、生长速度、体型特点等都不完全相同，即使是同卵双生子之间也存在差别。因此，连续性观察对于全面了解幼儿的生长状况非常有帮助，应避免将"正常值"作为评价的依据，或简单将一个幼儿与其他幼儿进行比较。评价时必须考虑个体的不同影响因素，才能做出正确的判断。

（二）体格发育的影响因素

1.遗传因素

遗传因素决定幼儿正常生长发育的特征、潜力及趋向，是影响体格生长的重要因素，如皮肤、头发的颜色，面型特征，身材高矮，体型，性成熟的早晚等，都主要受遗传因素的影响。性别是影响体格发育的因素之一，例如，除青春前期外，女童的平均身高、体重均较同龄男童低；女童进入青春期的年龄较男童约早两年；遗传性疾病，如代谢缺陷病、染色体畸变，可直接严重影响幼儿体格发育过程。

2.环境因素

（1）营养。

幼儿处于迅速成长阶段，需不断从外界摄取各种营养素以满足生长需要，营养素是幼儿体格发育的物质基础。宫内或出生后早期营养不良，不仅影响体格生长发育，同时也可影响重要器官发育，如脑发育不良；宫内营养不良和超重幼儿，成年后发生胰岛素抵抗糖尿病、动脉粥样硬化、高血压、代谢性综合征的概率将增加。

（2）疾病。

任何引起生理功能紊乱的急、慢性疾病均可直接影响幼儿的体格发育，如呕吐、急性腹泻导致幼儿体重下降；某些内分泌疾病可严重影响幼儿体格发育，如甲状腺功能减退症、生长激素缺乏症等；遗传代谢性疾病，如黏多糖、苯丙酮尿症导致幼儿行为发育异常，同时存在体格发育迟缓；遗传性骨疾病，如软骨发育不全的幼儿，表现为身材矮小；严重心、肝、肾脏疾病，引起生长发育迟缓。

（3）母亲情况。

妊娠期母亲身体健康、营养丰富、心情愉快、环境舒适的胎儿发育良好。若母亲妊娠期吸烟、喝酒、感染药物可致胎儿畸形或患先天性疾病。

（4）自然环境。

充足的阳光、新鲜的空气、清洁的水源、丰富的植被等自然环境有益于幼儿健康生长。

（5）社会环境。

完善的医疗保健服务、良好的教育体制等，对于促进幼儿生长发育有积极作用。一般情况下，经济发达地区的幼儿体格发育水平明显优于经济落后地区的幼儿。

（6）家庭环境。

健康的生活习惯、正确的教养方式和体育锻炼等是保证幼儿体格发育达到最佳状态的重要因素，和睦的家庭气氛、父母稳定的婚姻关系也对幼儿生长发育起着不容忽视的作用。

二、与体格生长有关的其他系统的发育

（一）骨骼发育

1. 颅骨发育

颅骨主要由枕骨、额骨、顶骨和颞骨组成，由具有弹性的纤维组织连接。骨与骨之间的缝隙称为骨缝，包括额缝、冠状缝、矢状缝和人字缝；大的缝隙称为囟门。额缝常在 2 岁内骨性闭合，其余骨缝多在 20 岁左右骨性闭合。后囟是由两块顶骨和枕骨形成的三角形间隙，在幼儿出生时很小或已闭合，最迟 6 ～ 8 周龄闭合。位于两块额骨与两块顶骨间形成的菱形间隙为前囟，骨缝和囟门可缓冲颅内压力（见图 2 - 3）。

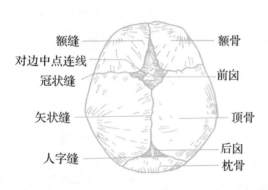

图 2 - 3　颅骨、前囟与后囟的发育

除头围外，囟门和骨缝的发育可间接判断颅骨和大脑的发育。分娩时婴儿头颅通过产道，故出生时骨缝稍有重叠。2 ～ 3 月龄的婴儿，颅骨重叠逐渐消失，前囟较出生时大，之后逐渐骨化缩小至闭合，出生时前囟 1.5cm ～ 2.0cm（对边中点连线的距离）。前囟是最后闭合的囟门，前囟大小与闭合年龄个体差异较大，正常幼儿前囟为 0.6cm ～ 3.6cm。有研究报道，正常幼儿前囟可在 4 ～ 26 月龄间闭合，平均闭合年龄为 13.8 月龄；约 1% 的婴儿 3 月龄时前囟已闭合，38% 的婴儿 12 月龄闭合，24 月龄时 96% 的幼儿前囟均闭合。3 岁后闭合为前囟闭合延迟。

面骨、鼻骨、下颌骨等的发育稍晚。1 ～ 2 岁时随牙齿萌出，幼儿频频出现咀嚼动作，面骨开始加速生长发育，鼻骨、面骨变长，下颌骨向前凸出，面部相对变长，整个

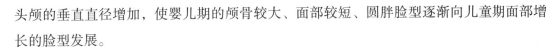

头颅的垂直直径增加，使婴儿期的颅骨较大、面部较短、圆胖脸型逐渐向儿童期面部增长的脸型发展。

2. 脊柱发育

脊柱共由33块椎骨构成，从侧面观察有四个生理弯曲，分别是向前凸出的颈曲、腰曲和向后凸出的胸曲、骶曲（见图2-4）。

脊柱的增长反映脊椎骨的发育。幼儿出生后第一年脊柱的发育快于四肢，以后四肢的增长快于脊柱，1岁以后则落后于四肢增长。脊柱的4个弯曲在胎儿时已经形成最初的结构，出生时已有扁平弓的胸曲和腰曲，以及骶骨凹和腰部、骶部之间的曲折；3个月左右随抬头动作的发育出现颈椎前凸；6个月后会坐时出现胸椎后凸；1岁左右开始行走时出现腰椎前凸；6～7岁时韧带发育后，脊柱的生理性弯曲被韧带所固定。生理弯曲的形成是人类的特征，与直立姿势有关。脊柱的四个生理弯曲既增强了脊柱的弹性，有利于身体平衡，还在人体行走和跳跃时可以减缓对大脑和内脏器官的冲击与震荡。幼儿不正确的站、立、行、走姿势和骨骼疾病均可影响脊柱的正常形态。

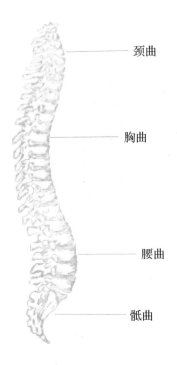

图2-4　脊柱的四个生理弯曲

3. 长骨发育

长骨的生长和成熟与体格发育有密切关系。长骨的生长是从胚胎早期间充质向骨原基分化起始，到成人期骨发育成熟即干骺端骨性融合后，长骨即停止生长，约20年。骨的发生有两种：膜内成骨，如顶骨、额骨、部分锁骨的形成；软骨内成骨，如四肢长骨、躯干骨及颅底骨。长骨干骺端的软骨逐渐骨化和骨膜下成骨作用使长骨增长、增粗。干骺端骨性融合标志着长骨生长结束。

随着年龄的增长，长骨干骺端的软骨次级骨化中心按一定的顺序和骨解剖部位有规律地出现，骨化中心出现的多少可反映长骨的生长成熟程度。通过X射线检查不同年龄幼儿长骨骨端骨化中心的出现时间、数目、形态变化，并将其标准化，即为骨龄。骨的成熟与生长有直接关系，骨龄反映的发育成熟度较实际年龄更为准确。正常骨化中心出现的年龄有较大个体差异，但有一定的正常值范围，骨龄无性别差异。骨龄在生理年龄加或减2个标准差的范围内可能都是正常的。不同年龄的平均骨龄标准差为1岁 ±2个月，2岁 ±4个月，3岁 ±6个月，7岁 ±10个月，7岁后 ±12～15个月。

骨的发育受遗传基因、内分泌激素作用以及营养因素的影响。骨龄的测量在临床工作中有重要意义，如生长激素缺乏症、甲状腺功能减退症的儿童骨龄明显落后于实际年龄；真性性早熟和先天性肾上腺皮质增生症的儿童骨龄提前，最终身高不能达到遗传赋予的潜力。

（二）牙齿的发育

牙齿发育与骨骼有一定的关系，但因其胚胎来源不完全相同（牙齿来源于外、中胚层），故发育速度也不平行。人一生中有两副牙齿，即乳牙和恒牙。

乳牙发育与保健

出生时乳牙已完全矿化，只是牙胚隐藏在颌骨中，被牙龈所覆盖。多数婴儿 4～10 月龄时乳牙开始萌出。乳牙共 20 枚，约在 3 岁内出齐。萌牙顺序为下颌先于上颌、由前向后进行，即下正中切牙、上正中切牙、上侧切牙、下侧切牙、第一乳磨牙、尖牙、第二乳磨牙（见表 2-1）。乳牙萌出时间、萌出顺序和出齐时间个体差异很大，若 13 月龄后仍未萌牙称为萌牙延迟。萌牙延迟的主要原因可能是特发性的，也可能与遗传疾病及食物性状有关。

表 2-1　乳牙萌出和脱落表

名称		萌出时间	脱落时间
上颌	中切牙	8～12 月龄	6～7 岁
	侧切牙	9～13 月龄	7～8 岁
	尖牙	16～22 月龄	10～12 岁
	第一乳磨牙	13～19 月龄	9～11 岁
	第二乳磨牙	25～33 月龄	10～12 岁
下颌	第二乳磨牙	23～31 月龄	10～12 岁
	第一乳磨牙	14～18 月龄	9～11 岁
	尖牙	17～23 月龄	9～12 岁
	侧切牙	10～16 月龄	7～8 岁
	中切牙	4～10 月龄	6～7 岁

恒牙的矿化从胎儿后期开始，出生时第一恒磨牙已矿化，其他恒牙矿化顺序从 3～4 月龄至 2.5 岁，顺序同换牙顺序。6 岁左右在第二乳磨牙之后萌出第一恒磨牙，7～8 岁时乳牙开始脱落而代之以恒牙，换牙顺序与乳牙萌出顺序相同；12 岁左右出第二恒磨牙；17～22 岁出现第三恒磨牙（智齿），也有终生不出智齿者（见表 2-2）。恒牙共 32 个，一般于 20～30 岁时出齐。第一恒磨牙对颌骨的形态发育及牙齿的排列起

重要作用。第二乳磨牙的存在则扶持前者的位置，故必须注意对乳磨牙的保护。

萌牙为生理现象，但可伴有低热、流涎、烦躁及睡眠不安等症状。牙齿的生长与蛋白质、钙、磷、氟、维生素 C、维生素 D 和甲状腺素等有关。

表 2 - 2　恒牙萌出时间及顺序

牙	出牙年龄（岁）		牙	出牙年龄（岁）	
	上颌	下颌		上颌	下颌
第一恒磨牙	6～7	6～7	尖牙	11～12	9～11
中切牙	7～8	6～7	第二双尖牙	10～12	11～13
侧切牙	8～9	7～8	第二恒磨牙	12～13	12～13
第一双尖牙	10～12	10～11	第三恒磨牙	17～22	17～22

（三）脂肪组织与肌肉的生长发育

1. 脂肪组织的发育

脂肪组织主要由脂肪细胞、少量成纤维细胞和细胞间胶原物质组成，包括棕色和白色脂肪两种。人体棕色脂肪随年龄增长而减少，以白色脂肪为主，分布于皮下和内脏。脂肪组织的发育主要是细胞的数目增加和体积增大。人体脂肪细胞数目增加主要在胎儿后期 3 个月、出生后第一年和 11～13 岁三个阶段，1 岁末达高峰，2～15 岁时再增加 5 倍。脂肪细胞体积从胎儿后期至出生时增加 1 倍，以后增加速度减慢，青春期时脂肪细胞体积又再增加。出生时人体脂肪组织占体重的比例为 16%，1 岁时为 22%，以后逐渐下降，5 岁时为 12%～15%。青春期脂肪占体重的比例有明显性别差异，女童平均为 24.6%，比男童高 2 倍；男童腹壁或腹腔内的脂肪沉积增加了约 5 倍，而女童增加了约 3 倍。人体脂肪的 50% 分布于皮下组织中，故测量躯干、四肢不同区域的皮下脂肪厚度不仅可以反映全身脂肪量，还可间接计算体成分、体密度，有助于判断肥胖与营养不良的程度。

2. 肌肉组织的发育

幼儿时期肌肉系统发育不成熟，其生长发育基本与体重增加平行。出生后最初几年肌肉发育较缓慢，且因婴幼儿皮下脂肪发育旺盛，较难确定肌肉的发育程度。5 岁后肌肉的增长加快，青春期性成熟时肌肉的发育迅速，尤其是男性肌肉发达。肌肉的发育存在明显的性别差异，男童肌肉占体重的比例明显高于女童。肌肉的发育程度与营养状况、生活方式及运动量有密切的关系。因此，为幼儿提供均衡营养、进行性被动或主动运动等可促进肌肉组织发育。

（四）生殖系统的发育

生殖系统的发育可分为胚胎期性分化和青春期生殖系统发育两个阶段。胚胎期性分化主要包括性决定和性分化，涉及诸多相关基因的级联调控机制，如 SRY、SOX9、DAX-1、AMH、SF-1 及 WT-1 等基因，胎儿 6 周之前性腺发育既可发育成睾丸，也可发育成卵巢。位于 Y 染色体短臂的 SRY 基因作用使原始性腺分化为睾丸，胎儿 8～12 周形成附睾、输精管、精囊、前列腺芽胚。女性具备两条 X 染色体，无 SRY 基因，胎儿 12 周后原始未分化性腺逐渐分化为卵巢、输卵管及子宫。人类性别决定于受精卵中性染色体的组成，凡结合成 XY 型的受精卵发育成男性，XX 型则为女性。

受下丘脑垂体性腺轴的调节，生殖系统迟至青春期前才开始发育，青春期持续 6～7 年，可划分为 3 个阶段：

（1）青春前期（2～3 年）。女孩 9～12 岁，男孩 11～14 岁开始性腺、性器官发育，出现第二性征，体格生长明显加速。

（2）青春中期（2～3 年）。女孩 13～16 岁，男孩 15～18 岁，体格生长速度达高峰，第二性征全部出现，性器官在解剖和生理功能上均已成熟。

（3）青春后期（3～4 年）。女孩 17～21 岁，男孩 19～23 岁，体格生长停止，生殖系统发育完全成熟。

青春期开始和持续时间受多种因素的影响，个体差异较大。

女孩在 8 岁以前、男孩在 10 岁以前出现第二性征，为性早熟，即青春期提前出现，多数为特发性性早熟，部分与肿瘤有关。女孩 14 岁以后、男孩 16 岁以后无第二性征出现，为性发育延迟，多与遗传及疾病有关。

1. 女性生殖系统的发育

女性生殖系统发育包括女性生殖器官的形态、功能发育和第二性征发育。第二性征发育以乳房、阴毛、腋毛发育为标志，出生时卵巢发育已较完善，但其卵泡处于原始状态。进入青春前期后，在垂体前叶促性腺激素的作用下，卵内滤泡发育，乳房出现硬结。随着卵巢的迅速增长，雌激素水平不断上升，促进了女性器官的发育及第二性征的出现。9～10 岁时，骨盆开始加宽，乳头发育，子宫逐渐增大；10～11 岁时乳房发育、阴毛出现；13 岁左右乳房进一步增大，有较多阴毛、腋毛，出现初潮。月经初潮是性功能发育的主要标志，大多在乳房发育 1 年后或第二生长高峰后出现。

2. 男性生殖系统的发育

男性生殖系统发育包括男性生殖器官的形态、功能发育和第二性征发育。第二性征主要表现为阴毛、腋毛、胡须、变声及喉结的出现。出生时睾丸大多已降至阴囊，约 10% 位于下降途中某一部位，一般于 1 岁内都会下降到阴囊，少数未降者即为隐睾。在青春期以前，男孩外阴处于幼稚状态。进入青春前期后，睾丸进一步发育，睾丸增大是男性青春期的第一征象，其分泌的雄激素促进第二性征的出现。通常 10 ～ 11 岁时睾丸、阴茎开始增大；12 ～ 13 岁时开始出现阴毛；14 ～ 15 岁时出现腋毛，声音变粗；16 岁后长胡须，出现喉结，肌肉进一步发育。首次遗精是男性青春期的生理现象，多发生在阴茎生长 1 年后或第二年。睾丸和阴茎在外形上的变化，以及生殖系统的发育是青春期男孩最为关注的问题，遗精的出现常常使他们感到迷惑、烦恼、尴尬，应对其加强性知识教育和保健教育。

三、幼儿体格发育与评价

（一）体格生长常用指标

衡量体格生长发育最基本和最常用的指标是体重和身长（高）。此外，根据需要可选择其他体格发育指标，如头围、胸围、上臂围、皮褶厚度等。

1. 体重

体重是身体各组织、器官系统、体液的总重量，其中骨骼、内脏、体脂、体液为主要成分。体脂和体液变化较大，故体重易于波动。与其他体格生长指标相比，体重是最易获得的敏感指标，是反映儿童生长与近期营养状况的重要指标。

2. 身长（高）

身长（高）即头顶至足底的全身长度，包括头、脊柱、下肢长度的总和。多数 1 ～ 2 岁的幼儿因站立位不稳，测量不易准确，故幼儿应仰卧位测量，称为身长；3 岁后的幼儿应立位测量身长，卧位测量值与立位测量值相差 0.7cm ～ 1cm。正常儿童体重、身长（高）估计公式如表 2 - 3 所示。

表 2 - 3 正常儿童体重、身长（高）估计公式

年龄	体重（kg）	年龄	身长（高）(cm)
出生	3.25	出生	50
3 ～ 12 月龄	［年龄（月）+9］/2	3 ～ 12 月龄	70
1 ～ 6 岁	年龄（岁）×2+8	2 ～ 6 岁	年龄（岁）×7+75
7 ～ 12 岁	［年龄（岁）×7-5］/2	7 ～ 12 岁	年龄（岁）×6+80

3. 头围

头围即头的最大围径（从眉弓至枕骨结节），反映脑和颅骨的发育程度。胎儿期神经

系统首先发育，故新生儿出生时头围较大，平均 34cm ～ 35cm。

4. 胸围

胸围为沿乳头下缘经肩胛骨角下绕胸一周的长度，反映胸廓、胸背部肌肉、皮下脂肪和肺的发育。

5. 上臂围

上臂围是指沿肩峰与尺骨鹰嘴连线中点的水平绕上臂一周的长度，反映上臂肌肉、骨骼、皮下脂肪和皮肤的发育情况。

6. 皮褶厚度

通过测量皮褶厚度可反映皮下脂肪发育情况，腹部和背部是常用的测量部位，但要用皮下脂肪测量工具测皮褶卡钳才能得出正确的数据。

（二）幼儿体格发育评价

1. 体重的变化

新生儿出生体重与胎龄、性别及母亲妊娠期营养状况有关。一般早产儿体重较足月儿轻，男婴出生体重大于女婴。部分新生儿在出生数天内由于摄入不足、胎粪及水分的排出，可致体重暂时性下降，又称生理性体重下降。一般下降原有体重的 3% ～ 9%，在出生后 3 ～ 4 天降至最低点，以后逐渐回升，多在第 7 ～ 10 天恢复出生时体重，早产儿体重恢复较迟。如新生儿体重下降超过 10% 或至第 2 周仍未恢复到出生时体重，应考虑喂养不足或病理原因所致。如果出生后及时合理喂食，可减轻甚至避免新生儿生理性体重下降的发生。

青春期前儿童体重随年龄的增加增长速度逐渐减慢，且是一个非匀速过程，如出生后 3 月龄内婴儿体重约为出生时的 2 倍（6kg），12 月龄时体重约为出生体重的 3 倍（9.5kg ～ 10.5kg），故出生后第一年是出生后体重增长最快的时期，为第一个生长高峰。2 岁时体重约达出生体重的 4 倍（12kg ～ 13kg），2 岁后至青春前期儿童体重增长减慢但较恒定，年增长值约为 2kg，进入青春期后体格生长再次加快，呈现第二个生长高峰。

幼儿体重增长为非匀速的，存在个体差异，故评价幼儿体格生长发育时应更重视幼儿自己体重速度的变化，不可用公式进行评价，也不宜将人群均数（所谓"正常值"）当成"标准"进行评价。

2. 身材的增长

身材的增长包括身长（高）、顶臀长（坐高）、指距等指标。

（1）身长（高）。

身长（高）的增长规律与体重的增长规律相似，年龄越小增长越快，也出现婴儿期和青春期两个生长高峰。

新生儿出生时身长（高）平均为50cm，3月龄时身长（高）61cm～63cm，增长11cm～13cm，1岁时约为出生时身长（高）的1.5倍，即75cm～77cm。出生后第一年身长（高）增加25cm～27cm，是出生后增长最快的时期，为第一次生长高峰。出生后第二年身长（高）增长速度逐渐减慢，平均年增长10cm～12cm，即2岁时身长（高）为85cm～87cm。2岁后到青春期前每年增长速度较稳定，约5cm～7cm。若2岁后身长（高）增长低于5cm，为生长速度缓慢。

测量幼儿体重和
身长（高）的方法

年长儿身长（高）发育主要受种族、遗传、内分泌等因素影响。身长（高）的增长为线性生长，代表遗传潜力，以身长（高）评价幼儿体格发育更为重要。短期的疾病或营养问题不影响身长（高）增长，长期的、严重营养问题可影响婴幼儿身长（高）增长。

（2）顶臀长（坐高）。

顶臀长（坐高）指头顶到坐骨结节的长度，反映脊柱和头部的增长。与身长（高）测量体位一致，婴幼儿应卧位测量顶臀长，年长儿坐位测量坐高。

（3）指距。

指距为两上肢左右平伸时两中指间的距离，反映上肢长骨的增长。正常儿童指距小于身长（高）1cm～2cm。

3. 头围的增长

头围的增长规律与体重、身长（高）的增长规律相似，婴儿3月龄时头围较出生时增长6cm～7cm，约等于后9个月增长的总和，即1岁时儿童的头围为45cm～47cm；第二年头围增长约2cm，2岁时头围为47cm～49cm；5岁时头围50cm～51cm；15岁时接近成人水平，为53cm～54cm，故头围的测量在2岁前最有价值。较小的头围常提示脑发育不良；头围增长超常可能提示脑积水。

4. 胸围的增长

幼儿出生时胸围较头围略小1cm～2cm，为32cm～33cm；1岁时胸围约等于头围，即出现头、胸围生长曲线交叉；1岁后胸围发育开始超过头围；1岁至青春期前胸围应大于头围（约为头围＋年龄－1cm）。头围、胸围生长曲线交叉年龄与幼儿营养状况、胸廓发育情况有关。

婴儿胸短，胸廓呈桶状，即冠状径与矢状径比值为1.07∶1；随着身体的站立、肋骨下降使胸廓伸长、横径增大，胸廓冠状径与矢状径比值逐渐达成人的14∶1。6月龄～2岁幼儿胸廓发育迅速，2～10岁发育缓慢，青春期又迅速发育，并出现性别差异。

5. 上臂围的增长

婴儿期上臂围增长迅速，1～5岁幼儿上臂围增长速度减慢，为1cm～2cm。WHO建议在无条件测量体重和身长（高）的情况下，可用上臂围值筛查5岁以下儿童的营养状况，如上臂围值大于13.5cm为营养良好；12.5cm～13.5cm为营养中等；小于12.5cm则为营养不良。

6. 身体比例与匀称性

在人的生长过程中，身体的比例与匀称性生长有一定的规律。

（1）头与身长比例。

在宫内与婴幼儿期头先生长，而躯干、下肢生长则较晚，生长时间也较长。因此，头、躯干、下肢长度的比例在生长进程中会发生变化。头长占身长（高）的比例在新生儿为1/4，到成人后为1/8（见图2-5）。

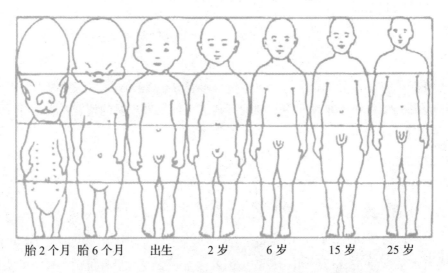

胎2个月　胎6个月　出生　2岁　6岁　15岁　25岁

图2-5　头与身长（高）的比例变化

（2）体型匀称度。

体型匀称度表示体型（形态）生长的比例关系，反映体型（形态）发育状态，如身高/体重（W/H）；胸围/身高（身高胸围指数）；体重（kg）/身高（cm）×1 000（Quetelet指数）；体重（kg）/身高（cm）^{2}×10^4（Kaup指数），年龄的体质指数（BMI/Age）等。

（3）身材匀称度。

身材匀称度是坐高（顶臀长）与身高的比例，反映下肢的生长情况。坐高（顶臀长）占身高的比例由出生时的0.67下降到14岁时的0.53。任何影响下肢生长的疾病，可导致坐高（顶臀长）与身高的比例停留在幼年状态，如甲状腺功能低下与软骨营养不良。

7. 指距与身高（长）

正常时，指距略小于身高（长）。如指距大于身高 1cm ～ 2cm，对诊断长骨的异常生长有参考价值，如蜘蛛样指（趾）(马方综合征)。

（三）生长曲线图的应用

生长曲线图是儿童保健中使用最为广泛的体格生长评价工具。生长曲线图（见图 2－6）是将测量数值按离差法或百分位数法的等级绘成不同年龄、不同体格指标测量数值的曲线图，较之表格更为方便、直观，不仅可以测评生长水平，还可以看出生长趋势，并能算出生长速度。

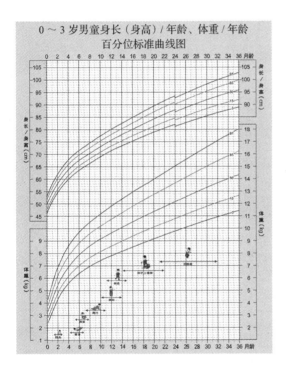
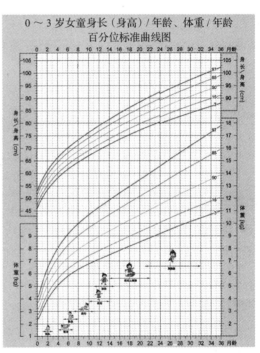

图 2－6   生长曲线图

生长曲线的解释：（1）生长监测：定期、连续测量比一次数据更重要；（2）生长的个体差异：均值或 P_{50} 不是儿童的生长目标，体格生长受遗传及环境条件影响而存在个体差异，多数幼儿体重和身长（高）会稳定地沿着自己的轨道发育，在 P_3 和 P_{97} 之间均属正常；（3）喂养方式：纯母乳喂养儿在初期生长可能会略低于配方奶喂养儿，故评价纯母乳喂养儿的生长时应考虑喂养方式的影响，避免不必要的检查、过度使用配方奶补充及过早添加固体食物等；（4）"回归"均值趋势：约 2/3 的幼儿出生体重和身长在 2 ～ 3 岁前可出现百分位值趋向 P_{50}；（5）生长波动：持续生长监测中出现生长曲线偏离原稳定生长轨道超过 1 条主百分位线者（P_{97}、P_{75}、P_{50}、P_{25}、P_3 为主百分位线），需要适当增加生长监测频率并查明原因，必要时给予喂养指导；（6）生长异常：当幼儿生长水平小于 P_3 或体型匀称度大于 P_{97}，或系列测量过程中出现生长曲线偏离原稳定的生长轨道超过 2 条百分位线者，需及时寻找可能原因，必要时应该进一步诊治。

第二节　神经心理行为发育

在成长过程中，幼儿神经心理的发育与体格生长具有同等重要的意义。幼儿神经心理的发育大部分反映为日常的行为，故此期的发育亦称为行为发育。幼儿神经心理发育的基础是神经系统的发育。胎儿时期神经系统发育最早、速度最快，而脑的发育是神经系统发育的关键。

一、神经系统的发育

（一）脑的发育

脑的发育包括形态结构的发育及功能的成熟，主要表现为神经细胞体积的增大和突触数量的增加。

1. 大脑结构的发育

脑主要分为大脑、小脑及脑干。大脑的内部结构包括表层的皮质（皮层）、皮质下的白质（髓质）、白质深部的基底神经节及侧脑室。大脑皮层是高级神经活动的基础，主要由神经元胞体组成。新生儿的皮质较薄，树突较少，神经元细胞分化不成熟；3 岁时神经元细胞分化基本成熟；8 岁时神经元细胞分化水平接近成人。大脑半球发育的过程中联络两侧半球间的纤维联合区域逐渐形成，其中胼胝体是最大的半球间的纤维联合区域。

2. 脑功能的发育

（1）大脑。

大脑皮层细胞高度分化，是人体各功能体系的最高中枢。皮层的各个区域均与特定的功能相关联。例如额叶与躯体运动、语言发育及高级思维活动相关；颞叶与记忆、听觉与知觉相关联；枕叶与视觉、头眼运动等有关；顶叶主要是与躯体感觉、计算、语言等相关。大脑有一个重要的系统即边缘系统。边缘系统可调节内脏与躯体的功能，与学习记忆、辨认、睡眠、情绪、动机等密切相关。新生儿的皮层下中枢（如丘脑、苍白球）发育较为成熟，因此新生儿常出现皮下中枢占优势的表现，如兴奋与抑制、不自主动作、肌张力高等。大脑分为左右两个半球，存在大脑优势现象，即左半球擅长处理以时间顺序安排的分解刺激加工的信息，如语言、语法技巧；右半球优势擅长于对合成刺激加工的信息的处理，如对形象思维、旋律及三维物体的感知。不同功能向一侧半球集中是幼儿脑发育的重要特征，左右大脑半球功能的不对称性存在个体差异。一般婴儿右脑发育领先于左脑，与大运动及感知觉先发育有关。婴儿先是左利手，随着左脑优势的建立而转为右利手。大脑优势是相对的，如左半球也有非词语性认知功能，而右半脑也有简单的语言活动功能。左侧大脑半球在语言活动功能上占优势与遗传有关，也与后天训练相关，如习惯用右手（右利手）。

（2）小脑。

胎儿期小脑发育较慢，出生后 6 月龄达到生长的高峰，15 月龄时小脑的大小接近成人水平。小脑对躯体运动的调节起重要作用，与前庭核、脑干网状结构等一起参与调节肌肉本体感觉、前庭器官等的放射活动，维持身体平衡和动作协调。2～3 岁前小脑发育不成熟，随意运动和共济运动较落后。6 岁左右小脑发育达到成人水平。

（3）脑干。

脑干由延髓、脑桥、中脑和间脑组成，位于脑的中下部，上接大脑，下连脊髓，连接 12 对脑神经。延髓是呼吸循环调节中枢；脑桥参与呼吸节律及肌肉运动的控制；中脑与反射活动相关，视听反射中枢都位于中脑等；间脑包括丘脑、丘脑上部、丘脑下部、丘脑底部及丘脑后部五个部分，其中，丘脑为皮质下感觉中枢，丘脑下部是脑神经调节中枢；脑干网状结构参与意识、睡眠周期与觉醒、肌张力、心率、血压等多方面的调节。婴儿出生时脑干已发育较好，呼吸、循环等生命中枢已经发育较为成熟。

（二）脊髓的发育

足月新生儿出生时脊髓重 2g～6g，脊髓功能相对成熟。脊髓下端在胎儿时位于第 2 腰椎下缘，4 岁时上移至第 1 腰椎。脊髓的髓鞘由上而下逐渐形成，约于 3 岁时完成髓鞘化。神经纤维髓鞘化是具有绝缘作用的髓磷脂鞘包裹神经纤维的过程，使神经元之间的信号传导速率显著提高，髓鞘化完成后神经传导功能才完全成熟。髓鞘化的完成时间在神经系统的不同部位各不相同，脑神经先于脊神经，感觉神经纤维先于运动神经纤维。婴儿出生时，听神经的神经纤维髓鞘化程度高，出生后 3 周视神经才完全髓鞘化；1.5 周岁时脑神经基本完成髓鞘化。婴儿出生后，环境刺激可促进脑神经发育，如早产儿的视神经发育通常早于同龄的胎儿。大多数神经纤维髓鞘化在胎儿或婴儿期就已经开始，一直持续到 10 岁左右才结束。支配上肢躯干及下肢肌肉运动的脊神经髓鞘化使幼儿运动发育呈现从上至下、由近及远的规律，胼胝体的髓鞘化则到 21 岁左右完成。婴幼儿期由于皮层的神经纤维髓鞘化晚，外界刺激引发的神经冲动传入大脑的速度慢，易于泛化，不易在大脑皮层形成明显的兴奋灶。

（三）神经反射

幼儿正常的神经反射分为非条件反射与条件反射两大类。

1. 非条件反射

（1）吸吮反射。

用洁净的橡皮奶头或手指尖放入婴儿口内，婴儿出现吸吮动作。此反射婴儿出生后即可引出，4～7 月龄时消失。

（2）觅食反射。

当手指或母亲乳头轻触婴儿面颊部，婴儿将头转向刺激侧，唇撅起，似在"觅食"。2～3 周习惯哺乳后，母亲乳头轻触婴儿面颊，婴儿可不再出现"觅食"动作，表现为直接吸吮。此反射婴儿出生后即可引出，4～7 月龄时消失。

（3）拥抱反射。

婴儿仰卧位，检查者拉婴儿双手使其肩部离开检查台面，保持头未离开台面，然后突然抽手，婴儿先表现为上肢伸直并外展，随后上肢再屈曲内收，呈"拥抱"姿势，有时可伴有婴儿的啼哭。此反射在婴儿出生后即可引出，一般 4～5 月龄消失。

（4）握持反射。

用手指触及婴儿手心时，婴儿手指屈曲，紧紧握住不放，甚至可以使整个身体成悬挂状态。此反射出生后即可引出，2～3 月龄消失。

（5）踏步反射。

检查者用手托住婴儿腋下，使其身体直立并前倾，婴儿足背触及检查台时可出现交替伸腿动作。此反射出生后即可引出，2～3 月龄时消失。

（6）颈强直反射。

颈强直反射又称颈肢反射。婴儿仰卧位，检查者将婴儿的头转向一侧，则与婴儿颜面同侧的上下肢伸直，对侧上下肢屈曲。此反射出生后即可引出，3～4 月龄消失。

2. 条件反射

条件反射建立在非条件反射的基础上，是幼儿在出生后经过反复的刺激逐渐形成的。条件反射是脑的高级神经活动的基本方式。一般最先建立的条件反射与进食相关，如婴儿每次以固定的姿势进食，这种姿势便会刺激婴儿的视觉、听觉、味觉、嗅觉、触觉、本体感觉等。到2周左右，婴儿逐渐建立与哺乳姿势相关联的条件反射。随着条件反射的建立和积累，幼儿可以建立良好的生活习惯，增强综合分析能力，促进智力发展。

二、感知觉发育

感知觉是通过各种感觉器官从外界环境中选择性获取信息的能力，是幼儿心理发育的基础。

幼儿视觉发育过程

（一）视觉发育

胎儿32～34周出现视觉发育。新生儿已有视觉感应功能，瞳孔有对光反射，但由于对晶状体形状的调节功能和眼外肌反馈系统发育不成熟，可出现眼球震颤现象。安静状态下，新生儿可短暂注视物体，15cm～20cm距离视物最清楚；婴儿1月龄出现头眼协调，跟随移动的物体作水平方向转动90°；3～4月龄时头眼协调好，头随物体水平转动180°，喜欢看自己的手，能辨别彩色和非彩色的物体；5～7月龄时目光随上下移动的物体作垂直方向的转动，并可改变体位协调动作，能看着下落的物体，喜欢红色；8～9月龄开始出现视深度，通过视觉估计对象的距离，能看到小的物体；18月龄时对图画有兴趣，可以区别各种形状；2岁时视力达到0.5，能区别垂直线与水平线，逐渐学会辨别红、白、黄、绿等颜色；3岁左右开始说出颜色名称，认识圆形、方形和三角形；4～5岁时认识椭圆形、菱形、五角形等，视深度充分发育，视力达到1.0，能阅读书本和黑板上的符号和文字；6岁时视深度已充分发育。

（二）听觉发育

胎儿20周左右听觉系统开始发育，胎儿后期听觉已比较灵敏。新生儿出生时鼓室无空气，听力差；3～7天的新生儿听觉已相当好，声音可引起呼吸改变；婴儿1～2月龄时能辨别不同的语音；3～4月龄婴儿头可转向声源（定向反应）；6月龄婴儿已能区别父母声音，叫名字有应答，能对发声的玩具感兴趣；7～9月龄婴儿能确定声源并注视，区别语言的意义；10月龄婴儿两眼可迅速地转向声源看，对声音有应答；18月龄幼儿开始区别不同声响，1岁时则对声响度区别较精确；3岁的幼儿对声音的区别则更精细，如能辨别"r"与"e"，4岁时能区别"f"与"s"；学龄期儿童能对连续的言语进行信息处理，并利用情景解释听觉信号，在发音上较学龄前儿童更为正确。儿童听觉的发育持续至少年期。

（三）味觉与嗅觉发育

1.味觉

婴儿出生时味觉发育已很完善。出生 2 小时的新生儿已能分辨出甜味、酸味、苦味和咸味；4～5 月龄婴儿对食物轻微的味道改变已很敏感，能区别食物的味道。

2.嗅觉

婴儿出生时嗅觉发育也已成熟，能辨别出多种气味，具有初步的嗅觉空间定位能力；1～2 周婴儿已可识别母亲与其他人的气味；3～4 月龄婴儿能区别愉快与不愉快的气味；7～8 月龄婴儿能分辨出芳香的刺激。

（四）皮肤感觉发育

皮肤感觉包括痛觉、触觉、温度觉及深感觉。新生儿大脑皮层发育未完善，对痛、温度、触觉刺激不能定位，受冷热刺激所引起的是全身性运动而不是局部的逃避反射。新生儿虽然有痛觉，但较迟钝，第 2 个月后逐渐改善，触觉发育较成熟，尤其在眼、前额、口周、手掌、足底等部位有高度敏感性，前臂、大腿、躯干的触觉较迟钝。婴儿出生时对冷的刺激比热的刺激更敏感，对热不敏感，甚至被热水袋烫伤也无反应。幼儿 2～3 岁可辨别物体的属性，如软、冷、硬、热等；5～6 岁时可区别体积和重量不同的物体。

（五）知觉发育

知觉是人对事物各种属性的综合反应，其发育与听、视、触等感觉的发育密切相关。出生后 5～6 个月时幼儿已有手眼协调动作，通过看、摸、闻、咬、敲击等逐步了解物体各方面的属性。随着语言的发展，幼儿的知觉开始在语言的调节下进行。1 岁末开始有对空间和时间知觉的萌芽；3 岁能辨上下；4 岁开始辨认前后；5 岁开始辨别以自身为中心的左右方位，但不能分辨他人的身体左右；5 岁时已有时间的概念，能区别早上、晚上、今天、明天、昨天；5～6 岁时能区别前天、后天、大后天和四季等概念。

三、睡眠发育

睡眠是一种复杂的生理和行为过程。睡眠由快速眼动睡眠（REM）与非快速眼动睡眠（NREM）两个时相组成。正常的睡眠时间和节律是评价幼儿神经心理行为发育水平的重要指标。在睡眠中，大脑高级神经处于休息状态，睡眠周期为 REM 与 NREM 时相的周期性更替。

新生儿的总睡眠时间最长，可达 16～20 小时 / 天。随着年龄的增长，幼儿总睡眠时间逐渐减少，日间睡眠时间也逐渐减少。学龄期基本无日间小睡（短时间睡眠）。青少年期形成比较固定的每日 8 ～ 9 小时的睡眠。

四、运动发育

运动发育可分为大运动和精细运动两大类。妊娠后期出现的胎动为小儿运动的最初形式。新生儿因大脑皮质发育尚不成熟，传导神经纤维尚未完成髓鞘化，故运动多属无意识和不协调的（见图 2 - 7）。

1 个月　俯卧时尝试着要抬起头来

2 个月　垂直位时能抬起头来

3 个月　俯卧时以肘能支起前半身

4 个月　扶着两手或髋骨时能坐

5 个月　坐在妈妈身上能抓住玩具

6 个月　扶着两个前臂时可以站得很直

7 个月　会爬

8 个月　自己能坐

9 个月　扶着栏杆站起来

10 个月　推着推车能走几步

11 个月　拉着一只手走

11 ～ 12 个月　自己会站立

12 ～ 14 个月自己会走

15 个月　会蹲着玩

18 个月　会爬上小梯子

2 岁　会跑、跳

图 2 - 7　幼儿运动发育

此后，尤其第 1 年内随着大脑的迅速发育，小儿运动功能日臻完善。

（一）大运动

1. 抬头

颈后肌发育先于颈前肌，故婴儿最先出现的是俯卧位抬头。新生儿俯卧位时能抬头 1 ～ 2 秒；婴儿 3 月龄抬头约 45°，已较稳；4 ～ 6 个月时俯卧抬头 90°，很稳并能自由转动。

2. 翻身

不对称颈紧张反射消失后，翻身动作开始发育。婴儿 1 ～ 2 个月时可伸展脊柱从侧卧到仰卧；5～6个月时能从仰卧翻至俯卧或从俯卧翻至仰卧；6～8个月时可有意伸展上肢或下肢，继而躯干、下肢或上肢分段转动，能连续从俯卧翻至仰卧，再翻至俯卧。

3. 坐

新生儿腰肌无力，至3个月扶坐时腰仍呈弧形；5个月时靠着坐时腰能伸直；6个月时能双手向前撑住独坐；8个月时能坐稳并能左右转身。

4. 匍匐、爬

新生儿俯卧位时已有反射性的匍匐动作；2个月时俯卧能交替踢腿，匍匐开始；3～4个月时可用手撑起上身数分钟；7～8个月时已能用手支撑胸腹，使上身离开床面或桌面，有时能在原地转动身体；8～9个月时可用上肢向前爬；12个月左右爬时手膝并用；18个月时可爬上台阶。

5. 站、走、跳

新生儿直立时双下肢稍能负重，出现踏步反射和立足反射；5～6个月扶立时双下肢可负重，并能上下跳动；8～9个月时可扶站片刻，背、腰、臀部能伸直；10～12个月能扶走和独站片刻；15个月时可独自走稳；18个月时已能跑及倒退走；2岁时能并足跳；2岁半时能独足跳1～2次；3岁时能双足交替走下楼梯；4岁时能沿直线走；5岁时能跳绳。

（二）精细运动

精细运动是手指运动的发育。新生儿两手握拳很紧；2个月时握拳姿势逐渐松开；3月龄婴儿握拳反射消失，可胸前玩手，看到物体时全身乱动，并企图全手抓物；4月龄时用手掌握物；5月龄时大拇指参与握物，抓物；6～7月龄时能独自玩弄小物品，出现物品换手与捏敲等探索性动作；9月龄时拇、食指拾物，喜撕纸；16月龄时用笔乱涂，学用匙；18月龄时能叠2～3块积木，拉脱手套或袜子；2岁幼儿可叠6～7块积木，一页一页地翻书，拿住杯子喝水，模仿画垂直线和圆；3～4岁则会使用一些"工具性"玩具，如用小锤子敲打小柱钉、玩泥胶、拧开瓶盖等；4～5岁能自己穿鞋带；5～6岁会用笔学习写字、折纸、剪复杂图形等。

五、语言发育

语言为人类特有的高级神经活动，用以表达思维、观念等心理过程，与智能关系密切。正常小儿天生具备发展语言技能的机制和潜能，但是必须提供适当的环境条件，如与周围人群进行语言交往，其语言能力才能得以发展。语言发育在听觉、发音器官和大脑功能正常的前提下，需经过发音、理解和表达 3 个阶段。

（一）发音阶段

新生儿已会哭叫，并且饥饿、疼痛等不同刺激所反映出来的哭叫声在音响度、音调上有所区别；幼儿 1～2 个月开始发喉音；2 个月发"啊""伊"等元音；6 个月时出现辅音；7～8 个月能发"爸爸""妈妈"等语音；8～9 个月时喜欢模仿成人的口唇动作练习发音。

（二）理解阶段

幼儿在发音的过程中逐渐理解语言，一般需经过 3～4 个月。幼儿通过视觉、触觉、体位觉等与听觉的联系，逐步理解一些日常用品如奶瓶、电灯的名称；9 个月左右已能听懂简单的词意，如"再见""把手给我"等，亲人对婴儿自发的"爸爸""妈妈"等语言的及时应答，可促进婴儿逐渐理解这些音的特定含义；10 个月左右能有意识地叫"爸爸""妈妈"。

（三）表达阶段

幼儿在理解的基础上学会表达语言，一般 1 岁开始会说单词，然后可组成句子；先会用名词，然后才会用代名词、动词、形容词、介词等；从讲简单句发展为复杂句。

幼儿说话的早晚与父母的教育、关注是分不开的。当婴儿说出第 1 个有意义的字时，意味着他真正开始用语言与人交往。语言发育的过程中，须注意下列现象：

（1）乱语。又称隐语，1～2 岁的幼儿，很想用语言表达自己的需求，但由于词汇有限，常常说出一些成人听不懂的话语即乱语。遇到此种情况时不要加以训斥，要耐心分析，否则会影响说话及表达思维的积极性。

（2）口吃。3～4 岁的幼儿词汇增多，但常常发音不准或句法有误，如把老师说为"老希"，遇此情况不必急于纠正，一般情况下会逐渐转为发音正常。

（3）自言自语。这是幼儿从出声的外部语言向不出声的内部语言转化过程中的一种过渡形式，是幼儿语言发展过程中的必经阶段。一般 7 岁以后，幼儿不会再出现自言自语，如继续存在，则应引起注意。

六、个人 - 社会能力发育

个人 - 社会能力是幼儿在生长发育过程中获得的自理能力和人际交往能力，包括自我服务、认识自己、适应环境、学会与他人交流等，又称社会适应性技能。幼儿的个人－社会能力是神经、心理发育的综合表现，与智力发育、独立生活能力与社交能力有关。新生儿已有与成人交往的能力，如对母亲声音、触摸可引起注视、听、安静、愉快的表情，哭是引起成人反应的主要方式。2～3月龄婴儿以笑、停止啼哭、伸手等行为以及眼神和发音表示认识父母；3～4月龄开始出现社会反应性的大笑、对母亲声音表示愉快；6月龄时开始认生；9～10月龄时喜欢照镜子、玩躲猫猫游戏，是认生的高峰；12～18月龄时会指或说出要的东西，受挫折时发脾气，模仿扫地或擦桌子；18月龄时逐渐有自我控制能力，成人在附近时可独自玩耍；2岁幼儿可初步建立自我照顾能力，如自我进食、如厕训练，学习收拾玩具，喜欢听故事、看图画和看电视，喜欢奔跑、推拉等大运动的游戏；3岁时逐步建立自己的生活规律，生活经验使幼儿开始懂得安全与危险，学习遵循游戏规则，发脾气减少，能和小朋友一起玩简单的游戏等；此后，随着接触面的不断扩大，对周围人和环境的反应能力更趋完善。

七、认知发育

认知是指人获得和使用知识的过程。认知发育从感知开始到理解，以后涉及思维记忆。婴幼儿思维有直觉行动性，即思维与对事物的感知和儿童自身的行动分不开，缺乏计划性和预见性。婴儿8月龄时客体永存观念初步形成（思维萌芽标志）。12～18月龄婴儿学习有目的地通过调节手段来解决新问题，如尝试拖动毯子取得玩具。想象是随着语言的发展而产生的，1.5～2岁儿童出现了想象的萌芽，主要是通过动作和口语表达出来的。2～3岁是想象发展的最初阶段，但想象是没有目的的即兴发挥，比较零散，内容简单、贫乏。幼儿2岁左右象征性思维开始发育，即幼儿能处理简单的新问题，在心理内部将几个动作联合起来以产生所期望的结果，而不再是仅仅依靠外在的行为尝试。2～4岁阶段为前概念或象征性思维阶段，凭借象征格式进行思维，如进行各种象征性游戏。幼儿语言和象征性思维的发展是认知发育质的飞跃。

八、注意发展

注意是人对某一部分或某一方面环境的选择性警觉，或对某一刺激的选择性反应。注意可分无意注意和有意注意，前者为自然发生的，不需要任何努力；后者为自觉的、有目的的行为。新生儿已有非条件的定向反射，如大声说话可使其停止活动。婴儿时期以无意注意为主，3个月开始能短暂地集中注意人脸和声音，强烈的刺激如鲜艳的色彩、较大的声音或需要的物品（奶瓶等）都能成为小儿无意注意的对象。随年龄的增长、活动范围的扩大、生活内容的丰富、动作语言的发育，幼儿逐渐出现有意注意，但幼儿时期注意的稳定性差,易分散、转移。5～6岁幼儿才能较好地控制自己的注意力。

注意是一切认知过程的开始。自婴幼儿起即应及时培养注意力,加强注意的目的性,去除外来干扰。

九、情绪、情感发展

婴儿时有8～10种基本情绪,如愉快、惊奇、厌恶、痛苦、愤怒、惧怕、悲伤等。每种情绪有不同的内部体验和外部表现,各有不同的适应功能。新生儿可表现痛苦、厌恶和最初的自发性微笑。婴儿1～6月龄时看人脸发出社会性微笑,逐渐从看人脸笑发展到见熟人笑;3～4月龄时开始有愤怒和悲伤情绪;5～7月龄时出现惧怕情绪;6～8月龄时见到陌生人出现害羞或焦虑,与母亲分离时悲伤;1岁时见到新奇事物可表现惊奇;1.5岁左右可表现不安、内疚、自豪、嫉妒等情结;2岁左右能清楚地表达骄傲和同情;2～3岁开始认识到情绪与愿望满足的关系;3～4岁幼儿能用语言、动作等方式控制自己的情绪,如电视内容情节紧张时蒙住眼睛,或自我安慰缓解焦虑,改变行动躲避不愉快的情绪发生等,但易情绪冲动或发脾气,对成人的要求常回答"不";5～6岁时自我情绪的控制能力增强,可有意识地抑制不合要求的愿望或行动,有一定抗诱惑或延迟满足要求的能力,遇到挫折较少哭闹或发脾气,能理解与处理自己或他人的意愿和情绪,如可用较复杂的语言与成人协商达到改变成人的意见或要求的目的。

十、意志的发展

意志为自觉地、主动地调节自己的行为,克服困难以达到预期目标或完成任务的心理过程。新生儿无意志,随着语言、思维的发展,幼儿开始有意行动或抑制自己某些行动时即为意志的萌芽。随着年龄增长,语言思维不断发展,社会交往也越来越多,加上成人教育的影响,幼儿意志逐步形成和发展。积极的意志主要表现为自觉、坚持、果断和自制;消极的意志则表现为任性、执拗和易冲动等。成人可通过日常生活、游戏和学习等来培养孩子积极的意志,增强其自制力、独立性和责任感。

十一、个性和性格发展

个性是每个人处理环境关系的心理活动的综合形式,包括思想方式、情绪反应、行为风格等。每个人都有特定的生活环境和自己的心理特点,因此表现在性格、兴趣、能力、气质等方面的个性各不相同。性格是个性心理特征的重要方面,是在后天的生活环境中形成的。婴儿期由于一切生理需要均依赖成人,逐渐建立对亲人的依赖性和信赖感。幼儿时期已能独立行走，说出自己的需要，自我控制大小便，故有一定的自主感，但又未脱离对亲人的依赖，常出现违拗言行与依赖行为相交替现象。学龄前期儿童生活基本能自理，主动性增强，但主动行为失败时易出现失望和内疚。学龄期儿童开始正规学习生活，重视自己勤奋学习的成就，如不能发现自己学习潜力将产生自卑感。青春期少年体格生长和性发育开始成熟，社交增多，心理适应能力加强但容易波动，在感情、伙伴、职业选择、道德评价和人生观等问题上处理不当时易发生性格变化。

知识拓展

美国著名精神病医师埃里克森1902年提出了8阶段的生命周期理论，并据此提出了人格形成论。他认为，人的一生从儿童、成年再到老年，可细分为8个阶段，分别是婴儿期（出生到18个月左右），主要是获得基本的信任感，克服不信任感；儿童期（1.5～3岁），可获得自主感，避免羞耻感和怀疑感；学龄初期（3～5岁），也叫幼儿期，是获得主动感，克服内疚感阶段；学龄期（6～12岁），是获得勤奋感，避免自卑感的阶段；青春期（12～18岁），获得同一感，克服同一性混乱的阶段，这一阶段的核心问题是自我意识的确定和自我角色的形成；成年早期（8～25岁），获得亲密感，避免孤独感阶段；

成年期（25～65岁），这时期主要是壮年期与中年期，是获得创造力感，避免"自我专注"阶段；成熟期（65岁以上），是获得完美感与避免失望感阶段。埃里克森认为，在每一个心理社会发展阶段中，解决了核心问题之后所产生的人格特质，都包括积极与消极两方面的品质。如果各个阶段都保持向积极品质发展，就算完成了这一阶段的任务，逐渐实现了健全的人格，否则就会产生心理社会危机，出现情绪障碍，形成不健全人格。

埃里克森人格发展
8阶段

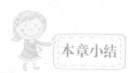本章小结

生长发育是幼儿不同于成人的重要特点。幼儿的生长发育，在总的速度上和各器官、系统的发育顺序上，都遵循一定的规律。幼儿神经系统的发育是心理行为发育的基础，幼儿早期（0～6岁）的心理行为发展，为其一生奠定了重要基础。幼儿的神经心

理行为发展主要表现在运动（大运动和精细运动）、语言认知、社会行为气质情绪（情感）和心理等方面，主要通过运动、语言、认知、社会交往和生活、情感、气质等表现出来。心理行为发育分阶段进行，渐进而有序，每一阶段既是前一阶段发育的结果，又是后一阶段的前提和基础；既相互联系，又相对独立；既相对恒定，又是可变的过程。认识幼儿生长发育规律有助于对幼儿生长发育状况进行正确的评价和指导。

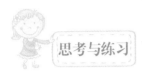

1. 体格生长的总规律是什么？
2. 体格生长的常用指标有哪些？
3. 试述婴幼儿运动发育中大运动发育的内容及特点。

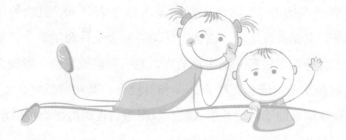

第三章 幼儿各年龄期的保健与护理

学习目标

1. 描述幼儿各年龄期的特点。
2. 掌握幼儿各年龄期的保健与护理要点。

学习重难点

知道如何在幼儿教育教学活动过程中开展相应的保健活动。

学习方法

1. 课前预习，理清本章知识结构。
2. 归纳对比，将幼儿各年龄期特点进行罗列、比较，增强记忆。
3. 理论联系实际，在日常生活中融入所学知识，对周围幼儿人群进行个性化保健指导。

教学建议

1. 讲授法：结合前面章节所学的幼儿生长发育规律讲授各年龄期的特点。

2.案例分析法：根据幼儿不同年龄期特点设计案例，分组讨论如何实施保健与护理。

心者，生之本，神之变也；其华在面，其充在血脉，为阳中之太阳，通于夏气。

肺者，气之本，魄之处也；其华在毛，其充在皮，为阳中之太阴，通于秋气。

肾者，主蛰，封藏之本，精之处也；其华在发，其充在骨，为阴中之少阴，通于冬气。

肝者，罢极之本，魂之居也；其华在爪，其充在筋，以生血气，其味酸，其色苍，此为阳中之少阳，通于春气。

脾、胃、大肠、小肠、三焦、膀胱者，仓廪之本，营之居也，名曰器，能化糟粕，转味而入出者也；其华在唇四白，其充在肌，其味甘，其色黄，此至阴之类，通于土气。

凡十一脏，取决于胆也。

——《黄帝内经·素问·六节藏象论》

第一节 幼儿 0 ～ 1 岁期间的保健与护理

一、0 ～ 1 岁期间的特点

从新生儿出生到 1 周岁之间是幼儿生长发育极其旺盛的阶段，因此对营养的需求量相对较高。此时，各系统器官的生长发育虽然也在持续进行，但是不够成熟、完善，尤其是消化系统常常难以适应对大量食物的消化吸收，容易出现消化道功能紊乱症状。同时，婴儿体内来自母体的抗体逐渐减少，自身的免疫功能尚未成熟，抗感染能力较弱，易发生各种感染和传染性疾病。

（一）新生儿期

从胎儿娩出、结扎脐带到出生后 28 天以内的婴儿称为新生儿，从孕期第 28 周到出生后一周内称为围生期。正常新生儿出生时的体重应为 2.5kg ～ 4kg，身长为 46cm ～ 52cm，头围大约 34cm，胸围比头围略小 1cm ～ 2cm。此时，新生儿自身的适应能力和生理调节能力还不够完善，容易出现生理和病理变化，日龄越小，发病率和死亡率越高，其中围产儿的死亡率最高。

1. 皮肤

新生儿的皮肤柔嫩、有弹性，表面角质层发育不良，出生后与外界环境接触受到刺激，很容易充血，出现新生儿红斑，手脚微带青色，一般持续 1 ～ 2 天会逐渐消退。

2. 脐带

正常情况下，新生儿脐带会在结扎后 3 ～ 7 天干燥、脱落，血管闭锁形成韧带，脐带外部伤口向内凹陷形成肚脐。

3. 体温

新生儿体温调节中枢发育尚不完善，皮下脂肪较薄，保温能力差，很容易受外界温度的影响而导致体温不稳定。

4. 呼吸和心率

新生儿呼吸频率通常比成年人快，安静时达到 40 ～ 60 次 / 分钟，且呼吸模式不规则，可出现以下症状：（1）深呼吸；（2）呼吸频率低于 60 次 / 分钟；（3）呼吸终止时间低于 6 秒；（4）嘴唇和指甲颜色没有发红或发青现象；（5）偶尔会用急速深呼吸来舒展肺部。对于新生儿来说，这些都是正常现象。新生儿心率较快，可达到 120 ～ 140 次 / 分钟，出生后几天偶尔还可听到心脏杂音。

5. 其他

（1）生理性体重下降。新生儿出生 1 周左右，由于排出大小便、进食量少等适应性原因，体重比出生时略低，大约 2 周可恢复到出生时体重。

（2）生理性黄疸。半数左右新生儿在出生后 2 ～ 3 天会出现黄疸，皮肤、巩膜发黄，大小便颜色正常，一般持续 7 ～ 10 天消退。如果黄疸出现过早或消退过晚，或者消退后又出现，就是病理性黄疸，应该尽早就诊。

（3）马牙。新生儿的上颚或牙龈边缘可出现一些由上皮细胞堆积形成的灰白色小颗粒，俗称马牙或板牙，无不良影响，过一段时间自行消退。

（4）部分新生儿于出生后数日出现乳房肿胀，甚至乳汁分泌，一般 2 ～ 3 周自行消退。

（5）女婴"假月经"。有的女婴出生后 2 ～ 3 天自阴道排出血性分泌物，可持续 1 ～ 2 天。若血性分泌物较多，可用棉花蘸低浓度高锰酸钾溶液清洗外阴。

（二）婴儿期

从出生 29 天至 1 周岁称为婴儿期，亦称乳儿期。

1. 体格生长发育迅速，营养需求与供给不平衡

婴儿期是幼儿生长发育最迅速的阶段。身长（高）在一年中增长50%，体重增长2.2倍，头围增加12厘米。由于生长发育快，婴儿对糖类和蛋白质的需求特别高，若这两类物质供给不足，容易造成营养不良和生长发育落后；同时，虽然婴儿对糖类、蛋白质需求高，但由于消化、吸收功能尚未发育完善，很容易造成消化紊乱、腹泻和营养不良而影响生长发育。

2. 感知觉与行为发育快

1个月大的婴儿可俯卧抬头片刻，到4个月时抬头很稳；3个月时，视线能随色彩鲜明的物体移动、转头寻找声源和分辨妈妈的声音；2～3个月时能被逗笑；6个月左右的婴儿能理解一些词语；7～8个月时，婴儿能注视周围更多的人和物，会集中注意力在感兴趣的物体上，知道玩"躲猫猫"游戏，还可以自己坐稳、爬行；10个月会扶着站起来；9～12个月能说简单的词语；12个月时知道要求成人带自己出门玩，并可以独自走路，但行走不够稳。

3. 免疫功能尚不成熟

6个月后的婴儿，因从母体获得的被动免疫抗体逐渐消失，而后天获得的主动免疫功能尚未成熟，因此易患感染性疾病。

二、0～1岁期间的保健与护理

（一）新生儿期的保健与护理

1. 保暖

新生儿居室应保持空气清新、清洁，温度与湿度应随气候的变化进行调节。有条件的家庭在冬季使室内温度保持在20℃～22℃、湿度以55%～60%为宜，无条件者可用热水袋保暖。衣被应轻软且保暖，要随着气温高低调节室内温、湿度并更换衣被。新生儿若出现不明原因的哭闹不安时，应查看是否与室内温度过高、衣服过多、空气不流通带来的不适有关系。新生儿的衣服宜宽大、便于穿脱，冬衣宜保暖，内衣和尿布宜选用柔软、透气又保暖的棉制品（内衣领口须低于颈脖）。棉制品对新生儿皮肤刺激小，可以减少过敏现象。由于新生儿体温调节功能尚不健全，不能穿得过厚、包裹过严，否则，可能会导致体温过高而中暑。

2. 喂养

新生儿出生后应尽早吸吮母乳。正确的哺乳方法可以维持良好的乳汁分泌，满足新

生儿生长需要。母乳确实不足或无法进行母乳喂养的婴儿，可选用配方奶粉喂养。如果是低体重新生儿，则需要增加夜间喂奶的次数和时间，但不包括新生儿生理性体重下降。如果新生儿每天至少尿湿尿片6次，说明奶量充足。此外，要根据季节和新生儿状况逐渐增加户外活动时间，以获得天然维生素D。纯母乳喂养的新生儿2周后每天应补充维生素D 400IU；乳母多吃蔬菜、水果，适当补充维生素K，以免婴儿发生维生素K缺乏导致出血性疾病。值得注意的是，乙肝"大三阳"的母亲不宜喂养母乳，但乙肝病毒慢性携带者不受限制。

3. 沐浴

新生儿新陈代谢旺盛，可通过洗澡、按摩保持皮肤清洁和促进神经系统发育，一般从出生后第2天起即可开始洗澡。洗澡前后的注意事项：（1）时间：选择喂奶前洗澡，可以避免婴儿因体位变动而溢奶；（2）室温：洗澡时室内温度在24℃左右为佳，夏季避免直接吹风，冬季警惕煤气中毒；（3）水温：可用肘部试水温，略高于人体温度即可，在38℃～40℃之间；（4）频率：一般1次/日，夏天可增加1～2次。

4. 尽早接种乙型肝炎疫苗和卡介苗

对于母亲是HBsAg阳性和HBeAg阳性的婴儿，注射高效丙种球蛋白（HBIG 50U）与乙肝疫苗联合剂，对阻断乙肝病毒的母婴传播效果较好。

5. 早期训练

早期训练可以促进感知觉、运动发育。啼哭是新生儿最初的交流方式，可改善心、肺功能，同时向别人表达需要和感觉，引起母亲的反应。父母应多与新生儿说话，多抱新生儿，让新生儿多看鲜艳的玩具、听优美的音乐。经常抚触、按摩新生儿皮肤，不仅有益于循环、呼吸、消化、肢体肌肉的放松与活动，也是父母与新生儿之间最好的交流方式之一，但注意抚触、按摩应在新生儿状况稳定后进行（出生后1周）。新生儿衣服宜宽松，四肢可自由活动，双手外露可触摸物体；2～3周训练抬头发育，可每日俯卧1～2次。

6. 新生儿疾病筛查

新生儿出生时须进行遗传代谢、内分泌疾病、神经系统疾病等筛查，评价新生儿成熟度。母亲疑有滥用药物史的，对新生儿应做尿液筛查，母亲属Rh阴性血型时新生儿应做溶血实验筛查，通过筛查以期早发现、早诊治，减少新生儿发育过程中的后遗症和预防疾病带来的严重后果。

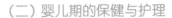

（二）婴儿期的保健与护理

婴儿期的保健与护理重点是促进幼儿早期发展。家庭是婴儿期保健的主体，所以要加强科学育儿知识的推广，以提高父母的育儿水平。

1.合理喂养

4个月以内的婴儿鼓励母乳喂养，4个月后开始添加辅助食品，为婴儿后期接受成人食物做准备。婴儿添加的第一个半固体食物应该是含强化铁的谷类食物，可补充婴儿铁营养的需要；2个月以后婴儿应逐渐定时进食，根据婴儿生长发育快、胃容量较小、消化道功能尚不成熟的特点，可规定每日6餐；3～4个月夜间逐渐不再进食。婴儿的食物应以高能量、高蛋白的乳类为主，即使在婴儿期末（10～12个月）每日乳类供应仍不应低于总能量的1/2（189～210kj/kg），并注意补充维生素D。

婴儿添加辅助食品要由一种到多种，由少量开始增加，循序渐进。过敏性疾病家族史对小儿的食物过敏发生有重要的预示作用。婴儿食物过敏常表现为皮肤、消化道和呼吸系统症状，其中以皮肤改变为主，如湿疹和风团，有时仅表现为一种保护性拒食行为。常见的致敏食物有牛奶、鸡蛋，其次为花生、大豆、鱼和橘子。有学者发现在牛奶、鸡蛋、花生三种最常见的致敏食物中，花生过敏最严重，持续时间最长，可见在家庭自制的婴儿食物中过早加入花生、大豆等食物是不适宜的。

2.促进感知觉、语言、情感及运动发育

感知觉是人类对客观事物认识的第一步，一切高级的心理活动（如思维等）都是在感知觉的基础上产生的，而婴儿期是感知觉发展的快速时期。因此，要积极利用带有声、色的玩具促进婴儿的感知觉发展，结合每日生活，按月龄教育、训练他们由近及远地认识生活环境、周围的人和物，培养他们的观察能力，以促进婴儿感知觉、行为发育，提高婴儿神经心理发育水平。如2个月龄后经常训练婴儿俯卧抬头，婴儿可提前1～2月学会爬行，有利于四肢肌肉的协调、胸部及臂力发育，接触周围事物的范围扩大。

第二节 幼儿1～3岁期间的保健与护理

一、1～3岁期间的特点

幼儿1～3岁期间体格生长发育速度较前稍减慢，中枢神经系统发育加快。第2年

身长（高）增加 10cm、体重增加 2.5kg ～ 3.5kg；第 3 年身长（高）增加 8cm、体重增加 2kg 左右。骨骼加速钙化，前囟一般在 1 ～ 1.5 岁闭合，最晚不超过 2 岁；后囟一般在 6 ～ 8 周闭合。乳牙在 2 岁左右全部出齐，由母乳喂养转为普通食物喂养。

同时，由于生活范围扩大、与周围环境的接触增加，促进了动作的发展，孩子从走路不稳到走得很稳，并且开始学习跑、跳，到 3 岁时走、跑、跳运用自如，能单足站稳、单足跳跃。幼儿接触的事物增多，也促进了语言、思维和交往能力的发展，神经心理发育迅速，智能发育较快，这是个性形成、语言表达的关键时期。因此，此时也是进行早期教育的良好时期。但由于好奇心和识别危险的能力较差及运动能力不完善，幼儿容易发生危险，故成年人要多加保护；幼儿的活动范围扩大，但免疫力仍然较低，感染传染病的机会增多，容易罹患传染性疾病。此阶段消化系统功能仍不完善，幼儿对营养的需求量仍然相对较高，而断乳和转乳期食物添加须在此时进行，因此适宜的喂养仍然是保持正常生长发育的重要环节。

二、1 ～ 3 岁期间的保健与护理

（一）合理营养

1 岁后的幼儿一般已断乳，如果不注意膳食质量，保证充足的营养供给，则容易发生体重增长慢，甚至营养不良的问题。因此，幼儿的膳食必须能供给足够的热量和各种营养素，以满足体格生长发育、神经心理发育和活动增多的需要。但幼儿在 2 岁半以前，乳牙尚未出齐，咀嚼能力和胃肠消化功能较弱，因此，食物宜细、软、烂，要为他们安排平衡膳食，还要注意培养良好的进食习惯。平衡膳食由多种食物组成，不仅要提供足够的数量和各种营养素，以满足机体正常的生理需要，还要保持各种营养素之间的数量平衡，以利于食物的吸收和利用，达到合理营养的目的。平衡膳食的要求是：（1）质优：各类食物营养丰富；（2）量足：能满足机体生长发育需要量的足够进食量和达到供给量标准 80% 以上的营养素摄入量；（3）比例合理：各种营养素搭配科学、比例合理。

（二）培养良好的生活习惯

幼儿 1 ～ 3 岁期间是各种习惯形成的重要时期，恰当的喂养行为可以为幼儿生长发育提供充足的营养，对幼儿以后乃至一生的生活习惯形成起到决定性作用。2 ～ 3 岁时，大脑皮质控制功能较前有了很大的发展，幼儿可逐渐自己控制排便。此时，培养幼儿独立生活能力和养成良好的生活习惯，可为适应幼儿园独立生活做准备，如睡眠、进

食、沐浴、游戏、户外活动等。同时，可进行卫生习惯的培养，如饭后漱口、刷牙，饭前便后洗手等。

（三）促进语言和运动能力的发展

1～3岁是幼儿动作和语言发展的重要时期，及时教会幼儿说话与促进幼儿动作发展是这个时期的重要任务，所以要重视与幼儿的语言交流。幼儿通过做游戏、讲故事、唱歌等活动学习语言，同时要注意选择促进小肌肉动作协调发育的玩具，如滑梯、球、拖拉车、积木、插棍、木马等；选择形象玩具如炊具、积木、娃娃、听诊器等，可发展幼儿的想象、思维能力。如果1.5岁的幼儿还不会说话，或2岁幼儿词汇量少于30个，或3岁时词汇量少于50个，或有构音不清等情况，则属语言、言语发育迟缓。

（四）定期健康检查

1～3岁的幼儿应每3～6个月进行一次体格检查，以预防营养不良、单纯性肥胖。

（五）预防接种和增强体质

1岁以内预防接种的基础免疫已基本完成，应根据每种菌苗或疫苗接种后的免疫持续时间，按期进行强化接种、加强免疫，如1.5～2岁进行百白破疫苗强化接种。另外，根据传染病流行病学、卫生资源、经济水平、家长的自我保健需求等，还可接种肺炎、B型流感等疫苗。

（六）预防意外伤害

幼儿天生活泼好动、好奇心强、判断能力差，如果家长安全意识淡薄、教育和监管不到位，容易导致意外伤害的发生。因此，要积极进行宣传，加强教育、监护，预防儿童意外事故的发生，如3岁以下幼儿尽量不食瓜子、花生等食物，预防异物吸入引起窒息；不要让幼儿独自外出或留在家中，以免发生危险；注意检查幼儿活动环境与设施中是否有导致幼儿烫伤、跌伤、溺水、触电、中毒的危险因素，如农药瓶不要随意丢放等。

第三节 幼儿3～6岁期间的保健与护理

一、3～6岁期间的特点

幼儿3～6岁为学龄前期，相当于幼儿园阶段。这一时期体格发育减慢，但四肢增长较快，身长（高）每年增加 4cm ～ 6cm。6 岁幼儿腿长可占身高的 44.6%；体重每年增加 1.5kg ～ 2kg；中枢神经系统的功能逐渐完善，使得语言和行为出现飞跃的发展；智力发展增快，理解能力逐渐加强，求知欲强，好奇、好问、模仿性强；运动的协调能力逐渐完善，可以从事一些较细致的手工和轻微的劳动，也能学习简单的文字、图画及歌谣，为进入小学学习打下基础。

这一时期，幼儿淋巴系统发育很快，青春期达到高峰，以后逐渐消退达成人水平，易出现免疫性疾病（如风湿热、肾炎等）。但因生活范围日益扩大，幼儿喜欢探索、模仿，又无安全防范意识，溺水、烧伤、坠落的意外事故常有发生。

二、3 ～ 6 岁期间的保健与护理

（一）保证足够营养

学龄前期幼儿膳食结构接近成人，可与成人共进主餐，每日 4 ～ 5 餐（3 餐主食，1 ～ 2 次点心）适合幼儿期儿童生长需要和消化道功能水平；为满足此期生长发育的需要，必须为他们平衡膳食。另外，还要培养幼儿良好的饮食习惯。

（二）促进思维发展

学龄前期幼儿思维的主要特点是具体形象性。幼儿在 2 岁左右出现了思维的萌芽，其思维的每一步都和实际行动分不开，而且常常是从行动中的"顿悟"来解决问题。3 岁以后，幼儿思维所依靠的行动逐渐概括化，解决问题过程中的某些具体行动往往压缩或省略。例如，在玩"过家家"的游戏中，幼儿端起碗来比画一下就算是吃饭了。5 岁以后，儿童出现了抽象逻辑思维的萌芽，表现在分析综合、比较、概括等思维基本过程的发展，以及理解能力的发展等方面。为了促进这一时期幼儿思维的发展，成人要有计划地组织他们玩各种游戏。幼儿在游戏中模仿成人的各种活动，假想自己是某一个社会中的角色，体验着各种社会关系，从而在心理上得到一定的满足。这种心理活动及其行为表现，促进了儿童思维的发展。这一时期幼儿的游戏有许多种，如运动游戏、建构游戏、角色游戏和表演游戏等。运动游戏有利于儿童的身体发育，可以锻炼他们勇敢、机智和刚强等性格；建构游戏有利于培养儿童的劳动习惯，可以发展他们搭、插、垒等方面的技巧，发展他们的感知、记忆和综合思维能力；角色游戏、表演游戏有利于加强他们对社会生活的理解，丰富想象力，促进语言发展，提高他们的创造性思维能力。

（三）加强学前教育，培养良好的个性和品质

从学龄前期到小学是人生中的一个重要转折，幼儿的生活在许多方面都发生了变化。因此，为了帮助幼儿尽快适应小学生活，家长和幼儿园老师要对幼儿进行入学前教育，包括合理安排作息时间；培养良好的生活、学习习惯；注意发展想象与思维能力；培养与人交往、用语言表达自己的思想和意愿的能力；特别要注意培养生活自理能力。

（四）预防感染与事故

集体机构的幼儿需要特别注意预防传染性疾病，如肝炎、麻疹、痢疾等。学龄前幼儿活泼、调皮，但机体发育尚未完善，动作协调性不够，又缺少生活经验，因而易发生意外事故，家长和保教人员应加强对幼儿进行安全教育，预防发生意外事故。

（五）定期检查视力、听力和牙齿

定期检查幼儿的视力、听力和牙齿，以便早期发现弱视、听力障碍、龋齿，及时予以矫正和治疗。现在电子产品成为许多孩子的玩具，幼儿的视力易遭受很大的损害，父母应严格控制孩子使用平板电脑、手机、游戏机等电子产品的时间。

知识拓展

亚伯拉罕·马斯洛（Abraham Maslow，1908—1970），美国社会心理学家、人格理论家和比较心理学家，人本主义心理学的主要发起者和理论家。马斯洛在 1943 年发表的《人类动机的理论》（*A Theory of Human Motivation Psychological Review*）一书中提出了需要层次论。

马斯洛需要层次理论把需要分成生理需要、安全需要、社会需要、尊重需要和自我实现需要五类，依次由较低层次到较高层次。其中生理上的需要、安全上的需要和感情上的需要都属于低一级的需要，这些需要通过外部条件就可以满足；而尊重的需要和自我实现的需要是高级需要，它们是通过内部因素才能满足的，而且一个人对尊重和自我实现的需要是无止境的。同一时期，一个人可能有几种需

需要层次理论

要，但每一时期总有一种需要占支配地位，对行为起决定作用。任何一种需要都不会因为更高层次需要的发展而消失。各层次的需要相互依赖和重叠，高层次的需要发展后，低层次的需要仍然存在，只是对行为影响的程度大大减小。

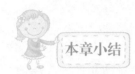
本章小结

　　幼儿各年龄期遵循幼儿生长发育的规律，具有各自的特点。本章详细阐述了幼儿0～1岁、1～3岁和3～6岁三个不同年龄阶段的生长发育特点，以及各年龄段的保健与护理措施。其中，0～1岁包含了新生儿期和婴儿期，此期幼儿生长发育期极其旺盛，对营养的需求量相对较高，而各系统器官尤其是消化系统的生长发育不够成熟完善，容易发生消化道功能紊乱。同时，来自母体的抗体逐渐减少，自身的免疫功能尚未成熟，易发生各种感染和传染性疾病。1～3岁期间生长发育速度减慢，中枢神经系统发育迅速，好奇心很强、活动范围增宽，意外伤害防范尤为重要，同时，此期正处于断乳和转乳期食物添加阶段，合理喂养、预防营养不良仍然是这一阶段的重点。3～6岁正是进入幼儿园的学龄前期，容易罹患急性肾炎等免疫性疾病，同时，因活动范围进一步扩大，此期幼儿喜欢探索、模仿，容易发生溺水、烧伤、坠落的意外事故，家长和幼儿园老师应加强教育、引导和监护。

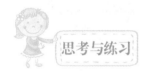
思考与练习

1.幼儿0～1岁期间的特点有哪些？

2.幼儿1～3岁期间的特点是什么？如何进行保健与护理？

3.幼儿3～6岁期间的特点是什么？如何进行保健与护理？

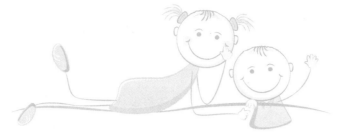

第四章 幼儿各系统的保健与护理

学习目标

1. 了解各系统解剖生理特点。
2. 熟悉幼儿各系统的特点。
3. 掌握幼儿各系统的保健与护理。

学习重难点

　　根据幼儿各系统的特点，运用各系统的保健与护理知识，对幼儿进行保健指导，以促进幼儿养成健康的生活习惯。

学习方法

1. 课前预习，拟出本章知识结构。
2. 将幼儿各系统的保健知识与儿时生活习惯相结合，理论联系实际，便于理解和记忆。
3. 缩记法：将重难点拟出关键词或编成顺口溜，促进记忆。

教学建议

1. 讲授与演示结合法：利用人体各系统模型或解剖图谱，结合幼儿各系统特点进行讲解，加深学生记忆。
2. PBL 教学法：围绕问题查阅相关资料，经过讨论、分析并总结来引导学生巩固本章所学知识。
3. 读书指导法：指导学生阅读人体解剖和生理学相关章节，促进学生更好理解各系统的特点。

夫自古通天者，生之本，本于阴阳。天地之间，六合之内，其气九州、九窍、五脏十二节，皆通乎天气。其生五，其气三，数犯此者，则邪气伤人，此寿命之本也。

——《黄帝内经·素问·生气通天论》

第一节　幼儿呼吸系统

呼吸是指机体与外界环境之间气体交换的过程。呼吸系统由肺外呼吸道和肺组成。肺外呼吸道包括鼻、咽、喉、气管和支气管，是气体进出肺的通道；肺是气体交换的场所（见图 4-1）。

一、呼吸系统的特点

（一）肺外呼吸道

1. 鼻

鼻是呼吸道的起始部分，也是嗅觉器官，分为外鼻、鼻腔、鼻旁窦三部分。外鼻由骨、软骨、少量骨骼肌及皮肤构成。鼻腔被鼻中隔分为左右两腔，一对鼻后孔通向咽腔鼻部；外鼻孔里面衬以皮肤，生有鼻毛，它能阻挡吸入空气中的灰尘。鼻腔内表面衬以黏膜；鼻腔与鼻中隔上部的黏膜有嗅细胞，为嗅觉感受器，该处黏膜称为嗅黏膜。其余大部分鼻黏膜有丰富的血管和腺体，可以增加吸入空气的温度和湿度，使其和肺泡气的温度、

图 4-1　呼吸系统

会厌
软骨
肺

鼻腔
咽
喉
气管
支气管
}呼吸道

膈

湿度相近，有利于保持肺泡的健康，因此，要避免张口呼吸。鼻旁窦又称副鼻窦，是位于鼻腔周围的颅骨内的含气的空腔，共四对，即上颌窦、额窦、蝶窦和筛窦。副鼻窦参与湿润和加温吸入的空气，并对发音起共鸣作用。副鼻窦与鼻腔相通，里面的黏膜与鼻腔黏膜相连，如果鼻腔黏膜发炎而不及时治疗，炎症可蔓延到副鼻窦，引起副鼻窦炎。

2. 咽

咽是一个前后略扁的漏斗形肌性管道，是呼吸和消化系统的共同通道，分别与鼻腔、口腔和喉腔相通，形如三岔口。会厌软骨在吞咽时盖住气管入口，以防止食物滑入气管。儿童会厌软骨反应不灵敏，因此异物容易入气管导致疾病，应特别注意饮食。咽腔鼻部的两侧有一对咽鼓管的开口，经咽鼓管与中耳的鼓室相通。此管可以调节鼓室与外耳道压力平衡。

3. 喉

喉既是呼吸的通道，也是发音器官，位于颈前正中部。喉腔向上经喉口与咽相通，向下与气管相连。喉由软骨、韧带、肌肉及黏膜构成。软骨是喉的支架，最大的一块为甲状软骨，位于喉的前上方，其前方最突出的部分为喉结。甲状软骨的下方有环状软骨，呈环形，前低后高，分别与杓状软骨和甲状软骨形成关节，可支撑呼吸道。甲状软骨的后方有会厌软骨，形状如匙，上端游离，下端借韧带连于甲状软骨后面盖住喉口，防止食物进入气管。喉腔黏膜在喉腔侧壁形成两对皱襞，上方的称为假声带，有保护作用；下方的一对称声带，两条声带之间的空隙叫声门裂。发音时声带拉紧，声门裂缩小，呼出的气流冲击声带，使之振动而发出声音。

4. 气管和支气管

气管呈后面略扁的圆筒形，上与喉相接，下入胸腔，分为左右支气管。气管和支气管黏膜的上皮细胞长有纤毛。灰尘、微生物被黏液黏裹，经纤毛的运动，被扫到咽部，吐出来就是痰。痰是呼吸道的垃圾，不能咽痰，也不能随地吐痰。

（二）肺

肺是血液和空气进行气体交换的场所，也是呼吸系统最主要的器官，位于胸腔内，左右各一。肺质地柔软而富有弹性，表面覆盖一层光滑的浆膜。肺尖向上，肺底在下面，左肺分上、下两叶，右肺分上、中、下三叶。支气管入肺后逐级分支，越分越细，最后形成肺泡管，附有很多肺泡。肺泡壁很薄，外面缠绕着毛细血管网和弹性纤维。弹性纤维使肺泡富有弹性。毛细血管与肺泡紧贴在一起，有利于气体交换。

（三）呼吸运动

胸廓有节律地扩大和缩小称为呼吸运动，包括肋骨和胸肌的运动。呼吸运动受中枢神经的调节。呼吸频率随年龄、性别的不同而有所不同。先尽力吸气后,再尽力呼出的气体量,称为肺活量。通过测量肺活量,可判断一个人呼吸机能的强弱。

二、幼儿呼吸系统的特点

幼儿各年龄阶段的呼吸系统具有不同的解剖生理特点,而这些特点与呼吸道疾病的发生、预后及防治有着密切的关系。临床以环状软骨下缘为界,将呼吸系统分为上、下呼吸道两部分。上呼吸道包括鼻腔、鼻泪管和咽鼓管、鼻窦、扁桃体及喉部;下呼吸道包括气管、支气管及肺。

(一)呼吸系统解剖特点

1. 上呼吸道

(1)鼻腔。

幼儿的鼻腔和鼻道比成人短而狭窄,无鼻毛,黏膜柔嫩,血管丰富,感染后黏膜充血、肿胀,从而造成鼻腔堵塞而出现呼吸困难和吸吮困难。

(2)鼻泪管和咽鼓管。

幼儿鼻泪管短,开口接近于内眦部,且瓣膜发育不全,因此鼻腔感染侵入结膜会引起炎症;婴幼儿咽鼓管较短、宽、直且呈水平位,故患鼻咽炎时易导致中耳炎。

(3)鼻窦。

幼儿各鼻窦发育先后不同。新生儿时期上颌窦和筛窦极小,2岁和4岁时才分别出现额窦和蝶窦。鼻黏膜与鼻窦黏膜相连,鼻窦开口相对较大,故患急性鼻炎时易导致鼻窦炎,以上颌窦和筛窦最易感染。

(4)扁桃体。

扁桃体包括咽扁桃体及腭扁桃体。咽扁桃体又称腺样体,6个月时开始发育。腭扁桃体1岁末才逐渐增大,4~10岁发育达高峰,14~15岁则逐渐退化,故扁桃体炎常见于年长儿,婴儿则少见。

(5)喉部。

小儿喉部呈漏斗状,喉腔狭窄、声门狭小、软骨柔软、黏膜嫩、血管丰富、淋巴较多,故患喉部炎症时,容易出现充血、水肿而引起声嘶及吸气性呼吸困难。

2. 下呼吸道

(1)气管、支气管。

婴儿气管、支气管较成人短且狭窄,黏膜柔嫩、血管丰富;缺乏弹力组织,支撑作用弱；因黏液腺分泌不足，气道较干燥；纤毛运动差，不能有效地清除吸入的微生物，因此婴幼儿发生呼吸道感染时黏膜容易充血、水肿而引起呼吸道不畅。左侧支气管细长，由气管侧方伸出，而右支气管粗短，为气管的直接延伸，故异物易坠入右支气管。

（2）肺。

小儿肺泡数量少且面积小，肺组织的弹力纤维发育差，间质发育旺盛，血管丰富，造成肺的含气量少而含血量多，故容易发生肺部感染，感染时易导致黏液阻塞，引起间质性肺炎、局灶性肺气肿或肺不张。成人肺泡间存在交通孔（Kohn孔），儿童2岁以后才出现，故新生儿及婴儿无侧支通气。

3.胸廓

（1）胸廓。

婴幼儿肋骨呈水平位，胸廓短，呈桶状；膈肌位置较高，使心脏呈横位，呼吸肌不发达，主要靠膈肌呼吸。这些特点使得胸廓较小而肺脏相对较大，胸廓活动范围小，呼吸时肺不能充分扩张，一旦发生某些病理情况，就容易发生肺通气、换气功能障碍，出现缺氧和二氧化碳潴留。

（2）纵隔。

小儿纵隔的体积相对较大，纵隔周围组织松软、富于弹性，故而在气胸或胸腔积液时，容易发生纵隔移位。

（二）呼吸道免疫特点

小儿呼吸道非特异性和特异性免疫功能均差。新生儿、婴幼儿的咳嗽反射和气道平滑肌收缩功能差，纤毛运动功能亦差，呼吸道黏膜腺体分泌不足，肺泡的巨噬细胞功能不足，难以有效地清除吸入的尘埃及异物颗粒。婴幼儿的SIgA（分泌型IgA）、IgA、IgG含量均低，尤其SIgA是黏膜局部抗感染的重要免疫球蛋白，婴幼儿时期水平较低，亦是易患呼吸道感染的重要原因之一。此外，由于支气管的高反应性，部分婴幼儿因呼吸道感染等因素而诱发呼吸道变态反应性疾病。

（三）呼吸运动的特点

幼儿新陈代谢旺盛，机体需氧量比成人多，因此只有加快呼吸频率才能满足需要。幼儿年龄越小，呼吸频率越快。新生儿每分钟呼吸40～44次，1岁以内约30次，1～3岁25～30次，3～6岁约22次（见表4-1）。幼儿因调节呼吸运动的神经中枢发育尚未完善，呼吸节律常不稳定。因呼吸肌较弱，所以婴幼儿以腹式呼吸为主，3岁以后为胸式呼吸。新生儿由于呼吸中枢发育不完善，故在节律和深浅上可出现呼吸不齐、间歇和暂停现象。

表 4-1 不同年龄者的呼吸频率

年龄	新生儿	0～1岁	1～3岁	3～6岁	6～14岁	成人
呼吸频率（次/分钟）	40～44	30	25～30	22	20	16～18

三、幼儿呼吸系统的保健与护理

（一）培养小儿良好的卫生习惯

（1）教育幼儿养成用鼻呼吸的习惯。

（2）教育幼儿不挖鼻孔。

（3）教育幼儿咳嗽、打喷嚏时，不要面对他人，要用手帕捂住口鼻。

（4）不要让幼儿蒙头睡眠，以保证吸入新鲜空气。

（二）保持室内空气新鲜

新鲜空气里病菌少并有充足的氧气，能促进人体的新陈代谢，还可以增强人体对外界气候变化的适应能力。因此，室内应经常开窗通风换气。

（三）科学组织体育锻炼和户外活动

经常参加户外活动和体育锻炼，可以加强呼吸肌的力量，促进肺的正常发育，增加肺活量。另外，户外活动还能提高呼吸系统对疾病的抵抗力，预防呼吸道感染。组织幼儿体育游戏、体操、跑步时，应自然而正确地增加深呼吸，使肺部充分吸进氧气，排出二氧化碳。

（四）严防呼吸道异物

培养幼儿安静进餐的习惯，不要边吃边说笑；教育孩子不要边玩边吃小食品，更不可抛起来"接食"；不要让婴幼儿玩玻璃球、硬币、扣子、豆类等小东西，不要把这些小物件放入鼻孔；不要让婴幼儿玩塑料袋，以防他们套到自己头上出现窒息。

（五）保护幼儿声带

选择适合幼儿音域特点的歌曲或朗读材料练习，每句不要太长。每次练习时发声时间最多在4～5分钟，鼓励幼儿用自然、优美的声音唱歌、说话，避免高声喊叫；练习发声的地点要保持空气流通，温度、湿度适宜，冬季不要在室外练声。当咽部有炎症时，应减少发音直至完全恢复。

（六）教会孩子正确的擤鼻涕方法

（1）要选择柔软、无刺激的手帕或纸巾。

（2）家长拿着准备好的手帕或纸巾置于宝宝的鼻翼上，首先用一指压住一侧鼻翼，使该侧的鼻腔阻塞，让宝宝闭上嘴，用力将鼻涕擤出。然后用拇指、食指从鼻孔下方的两侧往中间对齐，将鼻涕擦净，两侧交替进行。

如何正确擤鼻涕

（3）家长示范几次后，可以让幼儿自己拿着手帕或纸巾，在家长的帮助下进行练习。经过反复多次训练，接近 2 岁的幼儿不仅可以学会擤鼻涕，而且还会自己擦去擤出的鼻涕。如果孩子的方法不正确，家长不要责骂孩子，应该和孩子讲明原因，让孩子从小养成讲卫生的好习惯。

第二节 幼儿消化系统

一、消化系统的特点

消化系统由消化道和消化腺组成。消化道包括口腔、食道、胃、小肠、大肠和肛门。消化腺能分泌消化液。消化液含有水、无机盐和多种消化酶，能分别消化、分解不同的营养物质（见图 4-2）。

（一）口腔

口腔是消化道的起始部分，包括牙齿、舌，还有三对唾液腺的开口。

1. 牙齿

牙齿长在上、下颌骨的牙槽里，是人类最坚硬的器官。牙齿的外形包括三部分：长在牙槽骨中的叫牙根，露在口腔中的叫牙冠，牙根与牙冠之间叫牙颈。牙颈表面覆盖着黏膜的部分，叫牙

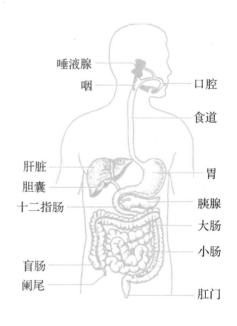

图 4-2 消化系统

龈。牙齿主要由牙本质构成，在牙冠部位，牙本质外层为乳白色的牙釉质，非常坚硬，但损坏后不能再生；在牙根部位，牙本质外层是牙骨质。牙齿中央有空腔，称牙髓腔，有丰富的血管和神经。若因患龋齿使牙髓暴露，会引起疼痛。

牙齿的主要功能是咀嚼、磨碎食物，使食物与消化液混合；牙齿还能辅助发音。

2. 舌

舌面上有味蕾,能辨别味道;舌能帮助搅拌和吞咽食物,并帮助发音。

3. 唾液腺

唾液腺包括腮腺、颌下腺和舌下腺,能分泌唾液。唾液中含水分、淀粉酶、溶菌酶等。

(二)胃

胃位于腹腔左上方,是消化道中最膨大的部分。胃的上端与食道相通处叫贲门,下端与十二指肠相通处叫幽门。胃壁内表面为黏膜层,可分泌胃液。胃能暂时贮存食物,并初步消化食物。胃蛋白酶能初步分解蛋白质。胃酸是浓度很低的盐酸,能刺激胃蛋白酶的活性,帮助溶解食物,促进铁的吸收,并能杀菌和抑菌。胃排空的时间与食物的质量有关。流质食物比固体食物排空快,碳水化合物排空约需 2 小时;蛋白质排空较慢,约需 2~3 小时;脂肪需 4~6 小时才能排空;一般混合性食物的排空需 4~5 小时。胃排空后不久即出现空胃运动,产生饥饿感。

(三)小肠

小肠是消化道中最长的部分。小肠与胃相接的部分叫十二指肠,这里有胰腺导管和胆总管的开口,胰液和胆汁由此进入小肠。小肠内壁有肠腺,可分泌肠液。小肠内的消化液主要包括肠液、胃液、胰液和胆汁,含有各种消化酶。食糜进入小肠后可停留 3~8 小时,在肠内与消化液充分混合,因此小肠是人体内消化和吸收的重要场所。

(四)大肠

食物经小肠消化分解、吸收后剩下的残渣进入大肠。大肠能暂时贮存食物残渣,吸收其中的水分、无机盐和部分维生素,并能利用肠内某些物质合成维生素 K。食物残渣最后形成粪便,经大肠蠕动推送到直肠、肛门排出体外。

(五)肝脏

肝脏位于腹腔的右上部,是人体最大的消化腺。肝脏分泌胆汁,暂时贮存于胆;进食含脂肪类食物时,胆汁即流入小肠,帮助消化脂肪。肝脏把血液中多余的葡萄糖转化为糖原,暂时贮存起来,在机体需要时又释放出来。肝脏能清除血液中的杂质,并对药物、酒等有解毒作用。

(六)胰腺

胰腺分泌胰液进入小肠,能中和胃酸,保护肠黏膜。胰液中的多种消化酶,能帮助小肠内的消化顺利进行。胰腺内还有特殊的细胞群,称为"胰岛"。胰岛是内分泌组织,能分泌胰岛素，直接进入血液循环，调节血糖浓度，保持血糖相对稳定。

二、幼儿消化系统的特点

（一）口腔

幼儿口腔容量小，齿槽突发育较差，口腔浅，硬腭穹隆较平，舌短宽而厚；唇肌及咀嚼肌发育良好，且牙床宽大，颊部有坚厚的脂肪垫，这些特点为吸吮提供了良好条件，但先天性唇裂和腭裂者吮吸困难。新生儿出生时已具有吸吮和吞咽反射功能，出生几小时后即可开奶。新生儿及婴幼儿口腔黏膜非常细嫩，血管丰富，易于受伤，因此清洁口腔时，应谨慎擦洗。儿童舌系带短，则会造成吐字不清。

1. 牙齿

幼儿乳牙牙釉质薄，牙本质较松脆，容易被腐蚀形成龋齿。一旦发生龋齿，短时间就可穿透牙髓腔，引起疼痛。

2. 唾液腺

新生儿及小婴儿，由于唾液腺未发育成熟，分泌唾液较少，因此口腔较干燥。出生后三四个月，幼儿的唾液腺逐渐发育，分泌物增多，唾液常流出口外，此现象称为"生理性流涎"，随着生长可逐渐消失。

（二）食管

婴幼儿的食管呈漏斗状，黏膜纤弱，腺体缺乏，食管下段括约肌发育不成熟，控制能力差，常发生胃食管反流。婴儿吸奶时常吞咽过多空气，易发生溢奶。

（三）胃容量

新生儿胃容量为 30～35ml，3 个月时为 120ml，1 岁时为 250ml，5 岁时为 700～850ml，成人约为 2 000ml。婴幼儿胃壁肌肉薄，伸展性较差，胃的容量小，且消化能力较弱。给婴幼儿提供的食物以及每餐的间隔时间，应考虑到年龄特点。婴幼儿的胃呈水平位，当开始会走时，其位置逐渐变为垂直。胃排空时间随食物种类不同而异，稠厚含凝乳块的乳汁排空慢，水的排空时间为 1.5～2 小时，母乳为 2～3 小时，牛乳为 3～4 小时。婴幼儿的胃平滑肌发育尚未完善，在充满液体食物后易使胃扩张。婴幼儿吸吮时常吸入空气，称为生理性吞气症。婴幼儿的胃贲门部肌肉较松弛，易使他们发生呕吐或溢乳，常出现食道反流，可导致食管炎或哮喘，呼吸道反复感染。

（四）小肠

婴幼儿的小肠管相对较长，新生儿小肠的长度约为身长的 8 倍，婴幼儿则超过 6 倍，而成人的仅为身长的 4 倍。小肠黏膜有丰富的毛细血管和淋巴管，小肠的绒毛发育良好，吸收能力较强，但自主神经的调节能力差，容易发生肠道功能紊乱，引起腹泻或便秘。婴幼儿肠道正常菌群脆弱，易受许多内外界因素影响而使菌群失调，导致消化功能紊乱。婴幼儿肠肌层发育差，肠系膜柔软而长，黏膜下组织松弛，易发生肠套叠及肠扭转。婴幼儿肠壁较薄，其屏障功能较弱，肠内毒素及消化不全的产物易经肠壁进入血液，引起中毒。一些新生儿由于先天性的原因，部分结肠蠕动功能较差，不能自行排便，如先天性巨结肠。

（五）肝脏

新生儿的肝脏可在肋缘下摸到。幼儿 10 个月时的肝脏为出生时重量的 2 倍，3 岁时则增至 3 倍。肝脏富有血管，结缔组织较少，肝细胞小，再生能力强，不易发生肝硬化。但易受各种不利因素的影响，如缺氧、感染、药物中毒等均可使肝细胞发生肿胀、脂肪浸润、变性、坏死、纤维增生而肿大，影响其正常功能。婴儿时期胆汁分泌较少，故对脂肪的消化、吸收功能较差。由于新生儿肝功能不完善，可能会出现生理性黄疸。幼儿肝脏贮存糖原较少，容易因饥饿发生低血糖，肝脏解毒能力也较差。

（六）胰腺

婴幼儿的胰腺对淀粉类和脂肪类的消化能力较弱，主要依靠小肠液的消化。婴幼儿出生后 5 个月以内，淀粉酶分泌少且活性低，故 3 个月以内不宜过早添加淀粉类食物。随着年龄增长，胰腺功能日趋完善。

三、幼儿消化系统的保健与护理

（一）保护牙齿

（1）定期对幼儿的牙齿进行检查。通常每半年要检查一次牙齿，以便能及时发现问题，进行相应处理。

（2）培养学前儿童早晚刷牙的习惯。让学前儿童及早学会刷牙，保持口腔和牙齿的清洁，能预防龋齿。同时要选择适合其年龄特点的牙刷和牙膏。

（3）纠正对牙齿发育不良的习惯，如托腮、咬唇、咬指甲、吮手指、啃咬铅笔及玩具等坚硬的东西，防止牙齿歪斜或釉质脱落，影响牙齿的正常生长和发育。

（4）适当食用含钙质较高的食品，以保证牙齿良好的钙化，增加牙齿的抗龋能力。

（二）养成良好的进餐习惯

（1）饭前洗手，饭后漱口，保持口腔清洁，预防病从口入。

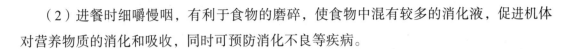

（2）进餐时细嚼慢咽，有利于食物的磨碎，使食物中混有较多的消化液，促进机体对营养物质的消化和吸收，同时可预防消化不良等疾病。

（三）饭前饭后禁止剧烈运动

剧烈运动会使血液大量供往肌肉，导致消化系统供血不足，消化液分泌减少，进食后不利于营养物质的消化和吸收，久之会出现胃肠功能衰退，引起消化不良。

另外，饭后剧烈运动还可能引起胃下垂和肠扭转等疾病，严重影响机体健康。

（四）培养学前儿童定时排便的习惯

定时排便、适量饮水、适当运动、多吃蔬菜水果等含粗纤维较多的食物等都可以促进肠道蠕动，预防便秘，及时排出机体内的有毒物质和食物残渣。

第三节　幼儿心血管系统

一、心血管系统的特点

心血管系统由心脏和血管组成。血液循环是血液从心脏流向全身，再从全身回到心脏的过程（见图4-3）。

（一）心脏

心脏位于胸腔内，心外面围以心包，形状像个桃子。心底部连接着主动脉，心尖游离向左下方。心脏内部有四个腔，上面两个叫心房，下面两个叫心室。房室之间有瓣膜，为单向的阀门，保证血液从心房流向心室而不会倒流。心脏左右两半互不相通。

（二）血管

血管是血液循环的通道，分为动脉、静脉和毛细血管。动脉是血液从心脏流向全身的管道。连接左心

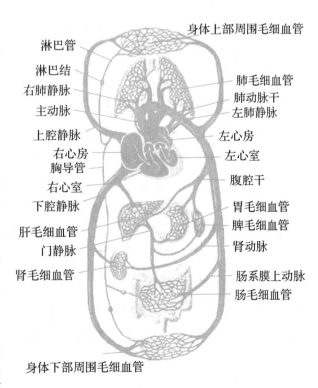

图4-3　心血管系统

室的是主动脉，管壁很厚、富有弹性，管径较粗大。由于心室收缩的推动力及血管壁的弹性，主动脉内血流速度很快。主动脉分出颈动脉、腹主动脉、冠状动脉等，再逐级分支，越分越细，管壁也越来越薄，血液流速逐渐减慢。静脉是血液流回心脏的管道，由毛细血管静脉端逐渐汇集而成，与动脉相反，它是越来越粗，最粗大的是连接右心房的上、下腔静脉。经过物质交换后的血液由静脉进入右心房，再入肺进行气体交换。心室收缩血液流动时，对血管壁产生的侧压力，称血压，一般指动脉压。心室收缩时产生的压力称收缩压，心室舒张时产生的压力称舒张压。毛细血管由动脉逐级分支后形成，管径极小，管壁极薄。血液流经毛细血管时，速度极慢，使血液中的氧及养料能透出毛细血管壁输送给细胞，同时，细胞代谢的废物又透过管壁进入毛细血管再进入静脉。

（三）血液

血液存在于心脏和血管中，由血浆和血细胞组成。血浆是血液的液体部分，含有大量的水分、无机盐和蛋白质等。血细胞可分为红细胞、白细胞和血小板。正常成年人的血液总量约占体重的 8%。血液具有多方面的功能，机体所需要的氧和养料的供应，以及在代谢过程中所产生的二氧化碳和各种代谢产物的排出，都要通过血液的运输来实现。同时，血液不断地流动，对保持体温及各种理化因素的平衡，也起着重要作用。内分泌腺所分泌的激素要由血液运送到该激素的靶器官，才能对其产生调节作用。此外，白细胞的吞噬作用、血液的凝固作用，以及血液中含有的抗体等免疫物质，均对细菌、病毒的侵害有防御机能，对身体健康具有保护作用。血液充满于心血管系统中，在心脏的推动下不断循环流动。如果流经体内的任何器官的血流量不足，均可能造成该器官严重的组织损坏，因此人体大量失血或血液循环严重障碍，将会有生命危险。

血浆为淡黄色、透明的液体，是血细胞生存的环境，并起着运送血细胞、养料、细胞和代谢废物等作用。血浆中的纤维蛋白和钙有帮助伤口止血的作用。

成熟的红细胞没有细胞核，呈双面凹陷的圆盘状，体积较小，数目很多。成年人的红细胞约 $(3.5 \sim 5.0) \times 10^{12}/l$。新生儿的红细胞数较多，约 $(6.0 \sim 7.0) \times 10^{12}/l$。随后，由于体重增长速度超过红细胞生成速度，在儿童期，红细胞数一直保持在较低水平，到青春期才逐渐接近成人水平。红细胞能把氧气输送到身体各部位，并把二氧化碳运送到肺。上述功能与细胞内的血红蛋白有关。血红蛋白又叫血色素，是一种含铁的蛋白质，使血液呈红色。血红蛋白能与氧结合，将氧输送到组织中去，再与二氧化碳结合，把它输送到肺，完成吐故纳新的全过程。

白细胞体积较大、数目较少。成年人的白细胞约 $(4.0 \sim 10.0) \times 10^9/l$，能吞噬病菌。当白细胞数量少于正常值时，机体抵抗力降低，容易感染疾病。白细胞数目明显增多，则反映机体已有病菌感染。

血小板很小，能止血和凝血。皮肤上伤口出血时，血小板与血浆中的纤维蛋白和钙共同作用，凝成血块堵住伤口。伤口较大时，血小板可使血管收缩，减少出血。

（四）血液循环

血液循环可分为体循环和肺循环。

1. 体循环

由于左心室收缩，血液首先进入主动脉、各级动脉、全身毛细血管（进行物质和气体交换），再进入各级静脉，上、下腔静脉，最后回流到右心房。主动脉及各级动脉中的血液富含氧气，颜色鲜红，是动脉血；静脉血为暗红色，含有较多废物和二氧化碳。

2. 肺循环

由于右心室收缩，血液进入肺动脉，肺动脉内的血液为静脉血。右心室的血液经肺动脉到达肺毛细血管，在肺内毛细血管中同肺泡内的气体进行气体交换，排出二氧化碳，吸进氧气。血液变成鲜红色的动脉血，经肺静脉流回左心房。

3. 血管活动的调节

血管活动的调节功能，受植物性神经支配。当交感神经兴奋时，心跳加快、血压上升；副感神经兴奋时，心跳减慢、血压降低。

二、幼儿心血管系统的特点

（一）心脏重量

新生儿心脏重量为 20 ～ 25 克，占体重的 0.8%，而成人只占 0.5%；1 ～ 2 岁时达60 克，相当于新生儿的 2 倍；5 岁时为 4 倍；9 岁时为 6 倍；青春后期增至 12 ～ 14 倍，达到成人水平。除青春早期外，各年龄段男孩的心脏均比女孩的心脏重。

（二）房室增长速度

左、右心房和心室的增长速度不平衡。出生后第 1 年心房的增长速度比心室快，第2 年两者增长速度相接近，10 岁之后心室生长超过心房；胎儿期右心室负荷大，左心室负荷小，因此右心室占优势。新生儿期左、右心室壁厚度比为 1∶1，约为 5mm。随着年龄的增长，体循环的量日趋扩大，左心室负荷明显增加，左心室壁厚度较右侧增长快。6 岁时，左心室壁厚达 10mm，右心室的则为 6mm，即 1.6∶1（成人为 2.6∶1）；15

岁时，左心室壁厚度增长到初生时的 2.5 倍，但右心室仅增长原来厚度的 1/3。

初生时幼儿的心腔容积为 20 ～ 22ml；7 岁时为 100 ～ 120ml，是初生时的 5 倍。

（三）心率

幼儿因新陈代谢旺盛，需要更多的血液供给，但心脏每次搏出量有限，只有增加搏动次数来补偿不足，故年龄越小，心率越快（见表 4-2）。另外，幼儿迷走神经未发育完全，中枢紧张度较低，对心脏收缩频率和强度的抑制作用较弱，而交感神经占优势，故容易出现心率加速。

表 4-2　不同年龄者的心率表

年龄	新生儿	1～2 岁	3～4 岁	5～6 岁	7～10 岁	成人
平均心率（次 / 分钟）	140	110	105	95	85 ～ 90	75

（四）血管

新生儿的动、静脉内径之比为 1∶1（成人为 1∶2），冠状动脉比成人的粗，故心肌供血充分；10 ～ 12 岁肺动脉比主动脉粗，之后则相反。婴儿期肺、肾、肠及皮肤的微血管口径均较成人的粗大，故重要脏器的血液供应非常充足。

（五）血液

幼儿血液总量占体重的 8% ～ 10%。血液量（指在全部循环系统中所有血液的总量）随着年龄的增长提升很快。新生儿血液量约 300ml，1 岁幼儿的血液量约 600ml，10 岁的孩子血液量约 2 000ml。幼儿生长发育快，血液循环量增加很快，膳食结构不合理或严重挑食、偏食容易发生贫血。幼儿的造血器官易受伤害，某些药物及放射性污染对造血器官危害极大。幼儿血液中的血小板数目与成人相近，但血浆中的凝血物质（纤维蛋白、钙等）较少，因此，一旦出血，凝血较慢。幼儿白细胞吞噬病菌能力较差，一旦发生感染容易扩散。

三、幼儿心血管系统的保健与护理

（一）组织适当的体育锻炼，增强体质

组织幼儿进行适合其年龄特点的体育锻炼，可以促进血液循环，增强造血机能，提高心脏的工作能力，增加每搏输出量。锻炼时应注意对不同年龄、不同体质的幼儿区别对待，不要做太长时间的剧烈活动。运动前做好准备活动，结束时做好整理活动，尤其在比较剧烈的运动后不宜立即停止。因为运动时心脏向骨骼肌输送大量血液，如果立即

停止运动，血液仍留存在肌肉中，静脉回流减少，使心排血量减少，血压降低，可造成脑暂时缺血，引起恶心、呕吐、面色苍白、心慌甚至晕倒等后果。剧烈运动后不宜马上喝大量开水；运动时出汗过多，可喝少量淡盐水。

（二）合理营养，预防贫血、高血压和动脉硬化

预防动脉硬化应从幼年开始，养成有利于健康的饮食习惯。幼儿应控制胆固醇和饱和脂肪酸的摄入量，同时，口味要"淡"，宜少盐。要增加蛋白质、铁及维生素的摄入，纠正挑食和偏食。

（三）合理安排一日活动

合理安排每日活动，做到动静交替，劳逸结合，按时睡眠。

第四节　幼儿泌尿系统

一、泌尿系统的特点

人体新陈代谢产生的大部分代谢产物，通过泌尿系统，以尿的形式排出体外。泌尿系统包括肾、输尿管、膀胱和尿道。肾脏生成尿，经输尿管、膀胱和尿道排出。膀胱还能暂时贮存尿液（见图4-4）。

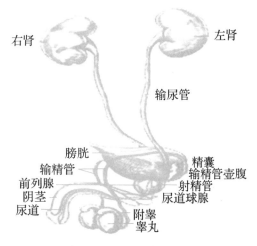

图4-4　泌尿系统（男性）

（一）肾脏

肾脏位于腹腔后部腰椎两侧，左右各一个，外形像蚕豆。血液流经肾脏，大部分的水、所有的葡萄糖及部分无机盐被重新吸收入血，剩余少量水、无机盐和所有的废物。人体血液每天在肾脏进行反复"清洗"，并将废物排出体外。

（二）膀胱

膀胱位于盆腔内，底部有通向尿道的开口。尿道开口处是环形括约肌，可控制尿道口，使尿液不外漏。当膀胱内贮满尿液后，膀胱内壁的神经末梢将刺激传到大脑，使人产生尿意，同时刺激传入位于脊髓的排尿中枢使膀胱平滑肌收缩，尿道口括约肌舒张，

尿液由尿道排出。当大脑判断不宜排尿时，就抑制排尿中枢，使尿道括约肌收缩，关闭尿道口，防止尿液从膀胱漏出。

（三）尿道

尿道是从膀胱通向体外的管道，起自膀胱，止于尿道口。男性尿道细而长，长约20cm；女性尿道为 3cm ～ 5cm。

二、幼儿泌尿系统的特点

（一）肾脏

幼儿肾脏的重量相对大于成人。在 1 岁和 12 ～ 15 岁两个阶段，肾脏的发育最快。婴幼儿时期，肾皮质发育不全，肾功能较差。年龄越小，肾小管越短，肾小球过滤率、肾小管排泄及再吸收功能均较差，对尿的浓缩和稀释功能也较弱。在增加肾负荷的情况下，婴幼儿与成人相比，将从尿中损失更多的葡萄糖、氨基酸等有用物质，也较容易发生脱水或浮肿。就整体而言，幼儿肾脏发育不完善，浓缩尿及排泄毒物的功能较差。

（二）肾盂和输尿管

幼儿肾盂和输尿管相对比成人宽，管壁肌肉和弹力组织发育不全，紧张度较低，弯曲度大，因此容易出现尿流不畅，从而引起尿路感染。

（三）膀胱

幼儿的新陈代谢旺盛，尿总量较多，而膀胱容量小，黏膜柔弱，肌肉层及弹性组织不发达，储尿功能差，所以年龄越小，每天排尿次数越多。出生后 1 周的新生儿每天排尿 20 ～ 25 次，1 岁时每天排尿 15 ～ 16 次，2 ～ 3 岁时每天排尿 10 次左右，4 ～ 7 岁时每天排尿 6 ～ 7 次。半岁以内，每次尿量约 30ml，1 岁时约 60ml，7 ～ 8 岁约 150ml。小儿神经系统由于发育不健全，对排尿的调节能力差，故婴幼儿在 3 岁以前主动控制排尿能力较差。年龄越小，表现得越突出，时常出现遗尿的现象。

（四）尿道

幼儿尿道比成年人短。新生男婴尿道长 5cm ～ 6cm，生长速度缓慢，直至青春期才显著增长；女婴尿道更短，刚出生时仅长 1cm ～ 3cm，15 ～ 16 岁时增长至 3cm ～ 5cm。幼儿尿道黏膜柔嫩，弹性组织发育也不完全，尿道黏膜容易损伤和脱落。而且，女孩的尿道开口接近肛门，若不注意保持外阴部的清洁就容易发生尿道感染而引起炎症。感染后，细菌可以经尿道上行到膀胱、输尿管、肾脏，引起膀胱炎、肾盂肾炎等。

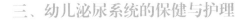

三、幼儿泌尿系统的保健与护理

(一) 供给充足的水分

每天让幼儿饮适量的开水，使体内的代谢产物及时随尿排出体外。充足的尿液对尿道有清洗作用，可以减少感染。

(二) 养成及时排尿的习惯

成人应注意培养幼儿及时排尿的习惯，不要因贪玩或紧张等情况而长时间憋尿。如果经常憋尿，不仅难以及时清除废物，还容易发生尿道感染。成人可在活动及睡眠之前提醒幼儿排尿，养成习惯；但不要频繁地提醒幼儿排尿，以免影响膀胱正常贮尿机能，形成尿频。6个月左右的婴儿，可在成人帮助下训练坐盆排尿。1岁时即可主动坐盆排尿。不要让婴幼儿长时间坐便盆，以免影响正常的排尿反射。

(三) 保持会阴部卫生，预防尿道感染

1. 养成良好的清洗习惯

让幼儿养成每晚睡前清洗外阴的习惯。要有专用毛巾、洗屁股盆，不要用洗脚水洗外阴。毛巾要经常消毒。

2. 保护会阴部

1岁以后活动自如的幼儿就可穿封裆裤。教育幼儿不要随意坐地。

3. 适量饮水

每天适量喝水，既可满足机体新陈代谢的需要，及时排泄废物，又可通过排尿起到清洁尿道的作用。

4. 正确擦拭大便

教会幼儿大便后擦屁股要从前往后擦，以免粪便中的细菌污染尿道。

5. 注意环境卫生

幼儿园的厕所、便盆应每天消毒，保持清洁。

(四) 保护肾脏，预防药物伤害

幼儿肾脏发育尚不成熟，对药物特别敏感。滥用药物、不科学的治疗手段会使孩子的肾脏不堪重负。家长要对危害肾脏的药物有基本的认识，常见的危害肾脏的药物有庆大霉素、链霉素、卡那霉素、造影药物等。在为孩子用药之前，要认真阅读说明书，对于可能损害肾脏的药物，尽量寻找相同药效的其他药物代替。必须用药时，要遵照医嘱，科学使用。

第五节　幼儿运动系统

运动系统由骨、关节和骨骼肌三部分组成。不同形式（不活动、半活动或活动）的骨连接在一起，构成骨骼，形成了人体体形的基础，并为肌肉提供了丰富的附着点。肌肉是运动系统的主动动力装置，在神经支配下，通过肌肉收缩牵拉其所附着的骨，以可活动的骨连接为枢纽，产生杠杆运动。运动系统对人体起着运动、支持、保护的重要作用。

一、运动系统的特点

（一）骨骼

正常人体有 206 块骨，分为头颅骨、躯干骨、上肢骨、下肢骨四个部分，全身骨骼以脊柱为中心，支撑着身体（见图 4-5）。从侧面看，脊柱有四道生理性弯曲，这些弯曲可以减轻运动时对脑的冲击力，保护脑组织，能够平衡身体，并能负重。幼儿的骨骼的数量比成人多，如骶骨有 5 块，长大成人后才融合成 1 块。

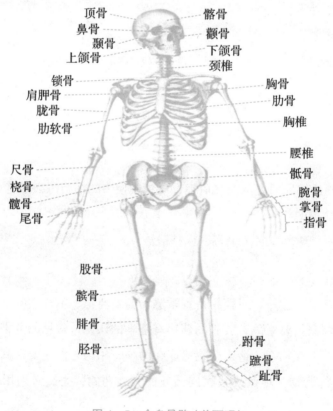

图 4-5　全身骨骼（前面观）

1.骨的分类

人体的骨按其形状可分为长骨、短骨、扁骨和不规则骨。

（1）长骨。长骨分为骨干和骺。骨干呈管状，内有髓腔容纳骨髓。骨干和骺之间在幼年时隔以骺软骨，成年后骺软骨完全骨化，与骨干融为一体。长骨主要分布于四肢，在肌肉牵引下进行大幅度运动。

（2）短骨。短骨近似立方形，多在承受压力较大而运动又较复杂的部位，并稳固连接，如腕骨和跗骨等。

（3）扁骨。扁骨多呈板状，薄而略弯曲，组成容纳重要器官的腔壁，起保护作用，如脑颅骨保护脑。有的扁骨供肌肉的附着，如肩胛骨。

（4）不规则骨。不规则骨形状不规则，如椎骨。有的不规则骨内有含空气的空腔，称为含气骨，发音时能起共鸣作用，并可减轻骨的重量，如上颌骨。

2.骨的构成

骨主要由骨质、骨髓和骨膜三部分构成，里面有丰富的血管和神经组织。长骨的两端是呈蜂窝状的骨松质，中部是致密坚硬的骨密质，骨中央是骨髓腔。骨髓腔及骨松质的缝隙里是骨髓。在胎儿和新生儿时期，所有的骨髓均有造血功能，呈红色，称红骨髓。6岁后，长骨髓腔内的红骨髓逐渐被脂肪组织代替，失去造血功能，呈黄色，称黄骨髓。成年后，红骨髓只见于骨松质的腔隙内，终身保持造血功能。骨膜是覆盖在骨表面的结缔组织膜，里面有丰富的血管和神经，起到营养骨质的作用；同时，骨膜内还有成骨细胞，能增生骨层，使受伤的骨组织愈合和再生。造骨细胞和蚀骨细胞会不断、反复进行建造和破坏骨骼的工作，不断促进幼儿生长、发育。

3.骨的化学成分

骨是由有机物和无机物组成的。有机物主要是蛋白质，使骨具有一定的韧度。无机物主要是钙质和磷质，使骨具有一定的硬度。因此，骨既有韧度又有硬度。人在不同年龄时期，骨的有机物与无机物的比例也不同。幼儿及青少年的骨中有机物的含量比无机物多，故他们的骨柔韧度及可塑性比较高；而老年人的骨无机物的含量比有机物多，因此，他们的骨硬度比较高，容易折断。

4.骨的生长

大多数的骨是通过软骨成骨的途径完成骨的生长发育的，即在胚胎期先形成软骨雏形，以后在软骨的中间部分开始钙化，出生后骨两端的骺软骨也逐渐钙化。幼儿时期骺软骨不断增生和骨化，使骨不断增长；12～18岁软骨生长速度很快，四肢骨尤其明显；18岁后，骺软骨生长减慢；到了成年，骺软骨层亦全部钙化，骨的长度不再增加。

（二）肌肉

肌肉可分为骨骼肌、平滑肌和心肌。骨骼肌能接受大脑的指令而收缩、舒张，使人体产生各种运动，因此又称随意肌。面部的表情肌附着于皮肤，能自如活动，也属骨骼肌。平滑肌分布于内脏器官，不受意识支配，又称不随意肌。心肌只存在于心脏，能自动、有节律地收缩、舒张，产生有节律的搏动。肌肉的主要成分包括水和蛋白质等物质。成年人的肌肉约占体重的40%，年龄越小，肌肉所占体重比例越低，肌肉中水分越多。肌肉收缩产生的力量来源于肌肉中的蛋白质、葡萄糖等储备的能量，经常锻炼可使肌肉丰满、能源储备充足，从而使力量增强。

（三）骨连接

骨和骨之间的连接叫骨连接。骨连接有三种形式：直接连接，如颅骨各骨之间的连接，骨与骨之间有骨缝，随年龄增长，骨缝逐渐骨化；半直接连接，如椎骨前方椎体间的连接，骨与骨之间的连接物是橡胶样的软骨，使脊柱既能支撑身体，又有弹性，能在一定范围内活动；活动连接，即一般所说的关节，如上肢的肩关节、肘关节，下肢的髋关节、膝关节等。关节是骨连接的主要形式。

关节是四肢骨之间及躯干骨之间连接的主要形式，包括关节面、关节囊和关节腔。关节面包括关节头和关节窝，两者相互嵌合，表面有软骨，可减少活动时产生的摩擦和震动。包围着关节面的纤维组织叫关节囊，能保护关节；关节囊外有韧带，起固定关节的作用。关节囊与关节面之间的间隙称关节腔，腔内充满滑液，能润滑关节。

机体不同部位的关节结构不尽相同，因此，活动范围及牢固程度也不同。如髋关节的关节窝很深，关节头呈球状，大部分嵌合在一起，牢固性很强而活动范围较小，这使大腿的活动远不及上肢灵活，但能牢固地支撑身体。上肢的肩肘、腕部关节因关节窝较浅，活动范围较大，能内伸外展、旋转自如，但牢固性较差，受外力作用时，容易发生脱臼。

二、幼儿运动系统的特点

（一）幼儿主要骨骼的发育

1. 颅骨

在头颅的生长过程中，颅骨的发育随脑的发育而长大，领先于面骨发育。婴儿出生时的颅骨骨缝是分开的，于3～4个月时闭合；前囟为顶骨和额骨边缘形成的菱形间隙，其对边中点连线长度在出生时为1.5cm～2.0cm，后随颅骨发育而增大，6个月后逐渐骨化而变小，在1～1.5岁时闭合；后囟为顶骨和枕骨边缘形成的三角形间隙，其出生时很

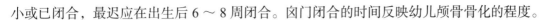

小或已闭合，最迟应在出生后 6 ～ 8 周闭合。囟门闭合的时间反映幼儿颅骨骨化的程度。

2. 脊柱

幼儿出生后第一年脊柱增长快于四肢，1 岁以后四肢增长快于脊柱。生理弯曲的形成与直立姿势有关。脊柱的 4 个弯曲前文已提及，此处不赘述。在脊柱未完全定型以前，不良的体姿可以导致脊柱变形，发生不该有的弯曲，脊柱的功能也将受到影响。因此，幼儿应注意做到 10 个字：头正、身直、胸舒、臂开、足安。

3. 胸骨

胸骨是一块上宽下窄、前凸后凹的扁骨，分胸骨柄、胸骨体和剑突三部分。幼儿胸骨尚未愈合，胸骨柄、胸骨体、剑突连在一起且不大牢固，要至 20 ～ 25 岁才完全闭合。

4. 腕骨

人的腕骨共 8 块，即舟骨、月骨、三角骨、豌豆骨、大多角骨、小多角骨、头状骨和钩骨。新生儿的腕骨全部是软骨，以后依一定顺序钙化。正常婴儿在出生后 4 ～ 6 个月出现头状骨及钩骨，2 ～ 3 岁时出现三角骨，4 ～ 6 岁时出现月骨，5 ～ 8 岁时出现豌豆骨，10 ～ 13 岁整个腕骨骨化完成。将个体的腕部骨骼钙化程度与正常标准进行比较，即可得出个体的骨骼发育年龄，简称"骨龄"。测定骨龄可以帮助了解幼儿的发育状况。

5. 骨盆

骨盆由左、右髋骨和骶、尾骨以及其间的骨连接构成。幼儿骨盆尚未定型，髋骨仍未能连成一块，而是由软骨将髂骨、耻骨、坐骨等连在一起，一般要到 19 ～ 24 岁才成为一个整体。

6. 足弓

足弓是由跗骨、跖骨的拱形砌合，以及足底的韧带、肌腱等具有弹性和收缩力的组织共同构成的一个凸向上方的弓。幼儿到了站立和行走时，才开始出现足弓。幼儿足弓周围韧带较松、肌肉细弱，若长时间站立、行走，足底负重过多，易引起足弓塌陷，特别是肥胖儿更易发生扁平足。轻度扁平足感觉不明显，肥胖儿在跑、跳或行走时，会出现足底麻木或疼痛等现象。

（二）幼儿运动系统的发育特点

1. 骨与肌肉的发育

幼儿骨成分与成人不同。成人的骨中有机物和无机盐的比例为 3∶7，而幼儿骨中有机物和无机盐成分各占一半。儿童骨中有机物较成人的多，骨的弹性大、可塑性强，且骨中软骨较多，因此，容易因姿势不好等原因造成骨变形。幼儿骨膜较厚，骨的再生能力较强，若发生骨折，可能为不完全骨折，即骨折部位还有部分骨膜相连，称为"青枝骨折"。幼儿的骨和肌肉生长迅速，需要大量的原材料，如钙、磷、蛋白质、维生素等。适当的运动可促进运动系统的生长发育。疾病或营养缺乏可导致骨质疏松并易骨折，特别是小儿缺钙可产生"O"形腿或"X"形腿、鸡胸等。幼儿肌肉中水分较多，蛋白质及储存的糖原较少，因此肌肉柔嫩，收缩力较差，力量小，易疲劳，但幼儿新陈代谢旺盛，疲劳后恢复较快。

2. 肌肉群发育的不平衡

幼儿肌肉群发育不平衡，支配大肌肉群活动的神经中枢发育较早，故大肌肉动作发育较早，躯干及上下肢活动能力较强；支配小肌肉群活动的神经中枢发育较晚，手部腕部小肌肉群活动能力较差，难以完成精细的动作。5～6岁幼儿手部肌肉开始发育；8～9岁后肌肉发育速度加快；青春期肌肉发育加剧，不但大肌肉快速生长，小肌肉生长也很快，此时，能够准确灵活地做出各种精细动作。

3. 关节的发育

幼儿关节窝较浅，关节附近的韧带较松，肌肉纤维比较细长，因此，关节的伸展性及活动范围比成人大，尤其是肩关节、脊柱和髋关节的灵活性与柔韧性显著地超过成人。但是，幼儿关节的牢固性较差，在外力作用下，如果用力过猛、悬吊或不慎摔倒，较易引起脱臼。

三、幼儿运动系统的保健与护理

(一)教育学前儿童保持正确姿势

为使幼儿形成良好体态，防止骨骼变形，需注意以下两点：

1. 避免过早运动的不良影响

婴儿不宜过早坐、站，不宜睡软床和久坐沙发，且负重不要超过自身体重的1/8，更不能长时间单侧负重。

2. 及时纠正不良姿势

托幼园所应配备与幼儿身材合适的桌椅。教师要随时纠正幼儿坐、立、行中的不正确姿势，并为幼儿做出榜样。正确站姿：头端正，两肩平，挺胸收腹，肌肉放松，双手自然下垂，两腿站直，两足并行，前面略分开。正确坐姿：头略向前，身体坐直、背靠椅背；大部分大腿和臀部在座位上；小腿与大腿成直角，两手自然放在腿上；脚自然放在地上。有桌子时，身体与桌子距离适当；两臂能自然放在桌子上，不耸肩或塌肩，坐时两肩一样高。

(二)组织适当的体育锻炼和户外活动

体育锻炼和户外活动可使肌肉更健壮有力，能刺激骨的生长，使身体长高，并促进骨中无机盐的积淀，使骨更坚硬。运动和阳光是骨骼生长的营养素。户外活动时适量接受阳光照射，可使身体产生维生素 D，以预防佝偻病。锻炼时血液循环加快，可为骨骼、肌肉提供更多的营养。适量运动有利于足弓形成。不要从高处往地上跳，以免伤着骨盆。避免用力提拉幼儿的手臂，以免伤害肘关节。身体的锻炼要全面、均衡、多样化，同时，锻炼时要注意安全。

（三）供给充足的营养，保证充足睡眠

骨的生长需要大量蛋白质、钙和磷等，还需要维生素 D 促进钙、磷的吸收。肌肉生长及"能量"的贮存，需要大量蛋白质和葡萄糖。因此，合理的膳食是保证骨骼、肌肉发育的重要条件。

（四）衣服要宽松适度

幼儿不宜穿过于紧身的衣服，以免影响血液循环。鞋过小也会影响幼儿足弓的正常发育。衣服、鞋宽松应适度，过于肥大会影响运动，易造成意外伤害。

（五）合理安排、组织各项活动

（1）幼儿部分骨骼骨化尚未完成，力量较差，因而不宜提拎过重之物。

（2）幼儿不宜从高处往下跳到坚硬的地面上，以防髋关节错位。

（3）幼儿做精细动作比较困难，并且时间不宜过长。

（4）幼儿走路时，不可过度负重，站立和走路时间不宜过长；鞋要合脚，鞋头要宽松些，鞋腰要稍硬，鞋底有一定高度（1cm～1.5cm），这些都对足弓有支持作用，从而防止孩子形成扁平足。

（5）幼儿手臂不宜用力牵拉，以防止脱臼。

（六）适当锻炼掌指骨

幼儿的手部游戏不宜过于细腻，时间不宜过长；不能让幼儿搬运过重的东西。

第六节　幼儿皮肤

一、皮肤的结构

皮肤是人体表面积最大的器官，由表皮和真皮组成，两部分紧密联系，通过皮下组织与深部的组织相连。表皮外有一层已死亡的表皮细胞，称为角质层；真皮下有一层皮

下脂肪组织。真皮里面有丰富的血管、神经、毛囊，皮肤的附属物包括毛发、指甲、皮脂腺和汗腺等（见图4-6）。它可以保护机体免受外界各种刺激的损伤，调节体温，防止病原微生物的入侵，并保护体内的各种组织器官。

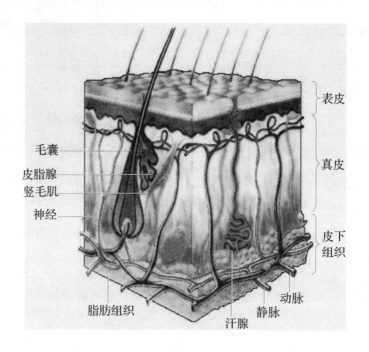

图4-6　皮肤结构图

二、皮肤的功能

（一）保护机体

皮肤覆盖身体的表面，保护机体免受外界环境的直接刺激。一方面，防止体内水分电解质和营养物质的丧失；另一方面，可阻止和抑制外界有害的或不需要的物质侵入，使机体免受机械性、物理性、化学性和生物性等因素的侵袭，起到有效的防护作用，保持机体内环境的相对稳定。表皮是阻挡微生物的天然屏障；生发层内有黑色素细胞，能产生黑色素，吸收阳光中的紫外线，可以避免因紫外线穿透皮肤而损伤内部组织；真皮较厚，具有一定的弹性和韧性，与皮下脂肪一起抵御、缓冲外力的冲击、挤压和摩擦。

（二）感觉外物

皮肤上丰富的感觉神经末梢可感受触觉、压觉、痛觉、温觉、冷觉等，但它们的分布并不均匀，密度越大，感觉越灵敏。触觉最灵敏的地方是腹部，最不灵敏的是颈部、背部。触觉和痛觉的关系密切，较小的孩子往往因触觉不发达，对痛觉也不能定位。所以，帮助幼儿发展触觉尤为重要。同时，触觉的发育可使幼儿的生活经验更加丰富，便于了解周围环境的细微变化。因此，在日常生活中要尽可能多地让幼儿玩各种玩具、折纸、触摸日用品及自然物质等，使他们触知物体的大小、厚薄以及表面状况等以发展他们的触觉。

（三）调节体温

汗液蒸发可降低体温；皮下脂肪能保存体内热量，维持体温。体温过高时皮肤血管舒张、汗腺分泌增多，可使体热散发；外界寒冷时，皮肤血管收缩、汗腺分泌减少，可减少体热的散发，以利于保持相对恒定的体温。

（四）参与代谢

皮肤中的 7-脱氢胆固醇可吸收紫外线，并将其转化成维生素 D_3，能促进钙的吸收。

（五）分泌、排泄

分泌与排泄主要通过汗腺和皮脂腺完成。汗腺能分泌汗液，通过出汗排泄少量无机盐、代谢废物和水。皮脂腺能分泌皮脂，由导管排入毛囊，顺毛干排泄到皮肤表面。

（六）促进吸收

一些脂类和溶解在其中的物质能被皮肤吸收。

三、幼儿皮肤的特点

（一）幼儿皮肤保护机能差，容易感染和受损伤

幼儿皮肤表皮较薄，很多部位的角质层尚未形成，皮肤抵抗病菌感染能力较差，容易发生皮肤感染，如脓疱疮、甲沟炎等。幼儿 1 岁前皮下脂肪发育很快，以后逐渐减少，3 岁后明显减少，到 8 岁时又开始增多。因幼儿皮下脂肪较少，皮肤抗击外力能力较差，磕碰时容易受伤。幼儿皮脂分泌较少，秋冬季节皮肤容易发生皲裂。

（二）幼儿皮肤调节体温功能较差

幼儿皮肤中的毛细血管丰富，相对于成人皮肤表面积大、散热多，神经系统对血管的调节功能较差。因此，幼儿对于外界环境温度的变化往往不能适应，环境温度过低易受凉，环境温度过高易中暑。

（三）幼儿皮肤有较强的吸收和通透性

幼儿皮肤表皮薄嫩、血管丰富，具有较强的吸收和通透能力。如果幼儿接触有毒物品或者在皮肤上涂拭药物时浓度过高、面积过大、使用时间过长等，可导致中毒或皮肤损害。

四、幼儿皮肤的保健与护理

（一）养成良好卫生习惯，保持皮肤清洁

教育幼儿养成爱清洁的习惯。给小儿洗头时，要避免肥皂沫进入眼睛；幼儿以留短发为宜；给幼儿修剪指甲时，手指甲应剪成圆弧形，脚指甲则应剪平，边缘稍修剪即可。

（二）加强锻炼

幼儿经常进行户外活动、坚持用冷水洗脸，可以改善皮肤的血液循环，提高皮肤调节体温的能力，增强皮肤对冷热变化的适应性。

（三）着装厚薄适宜、舒适

当季节、气候变化时，应及时给幼儿增减衣服；平日着装不宜过多，以提高机体的适应能力；衣服应安全舒适，式样简单，便于穿脱；贴身内衣以选择吸水性强、透气性好的棉织品为佳。

（四）使用柔和的洗涤、护肤品

幼儿皮肤娇嫩、皮脂分泌少，不宜使用刺激性强的洗涤用品。幼儿洗脸、洗手后不宜用成人护肤品或化妆品，应使用儿童护肤品。幼儿不宜烫发、染发和戴首饰。

🖑 知识拓展

知信行理论

　　知信行理论（知识、信念和行为的简称）也称为 KAP 理论（Knowledge, Attitude, Belief Practice, KABP 或 KAP），是认知理论运用于健康教育的延续。知信行理论认为：健康知识和信息是促使建立积极、正确的信念与态度，进而改变健康相关行为的基础，而信念和态度则是行为改变的动力。患者从获得知识到行为转变要经历一系列的过程。在这一过程中，很多因素均可影响知识向行为的顺利转化与维持，其中

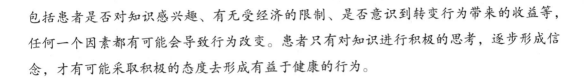

包括患者是否对知识感兴趣、有无受经济的限制、是否意识到转变行为带来的收益等，任何一个因素都有可能会导致行为改变。患者只有对知识进行积极的思考，逐步形成信念，才有可能采取积极的态度去形成有益于健康的行为。

 本章小结

　　幼儿正处于生长发育阶段，与成人相比，无论身体外形还是体内各器官的解剖功能特点都有所不同。本章重点介绍了幼儿呼吸系统、心血管系统、消化系统、泌尿系统、运动系统以及皮肤的特点及保健与护理。只有掌握了各系统正常的解剖、生理特点，才能更好地帮助判断幼儿身体机能是否处于正常状态，并有针对性地实施保健与护理。

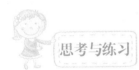 **思考与练习**

　　1. 如何做好幼儿呼吸系统的保健与护理？

　　2. 幼儿消化系统的特点是什么？

　　3. 与成人相比，幼儿的血液有何生理特点？

　　4. 根据幼儿运动系统发育特点，试述幼儿运动系统的保健与护理。

　　5. 如何对幼儿皮肤进行保健与护理？

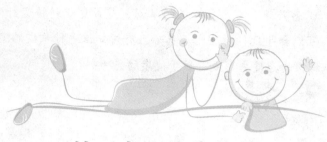

第五章　幼儿营养

学习目标

1. 了解幼儿进食技能发育的特点。
2. 熟悉幼儿生长发育所需的主要营养素及各种营养素的食物来源。
3. 掌握 0～6 岁幼儿合理的膳食安排。

学习重难点

　　根据幼儿生长发育所需主要营养素及各种营养素的食物来源，制定 1～6 岁各年龄阶段幼儿一天的营养食谱。

学习方法

1. 课前预习，拟出本章的知识结构。
2. 做好课堂笔记、课后练习，循序渐进，掌握要领。
3. 通过观看网络、电视上的营养美食节目，结合日常一日三餐学习和掌握合理膳食。
4. 归纳常见食物所含的不同营养素，以便于记忆。

1. 讲授法：制作 PPT 详细讲授幼儿营养的相关理论。
2. 演示法：借助食物模型和其他道具帮助学生熟悉各种营养素的食物来源。
3. 读书指导法：指导学生阅读《食品营养学》《营养圣经》等书籍，观看美食节目和视频。

　　故善为脉者，谨察五脏六腑，一逆一从，阴阳表里，雌雄之纪，藏之心意，合心于精，非其人勿教，非其真勿授，是谓得道。

——《黄帝内经·素问·金匮真言论》

第一节　幼儿所需的主要营养素

　　营养素是指食物中经过消化、吸收和代谢能够维持生命活动的物质，可分为：宏量营养素（蛋白质、脂类、碳水化合物）、微量营养素（矿物质，包括常量元素和微量元素；维生素）、其他膳食成分（膳食纤维、水）。

幼儿三大营养素的
食物来源

一、宏量营养素

（一）蛋白质

　　蛋白质是维持生命不可缺少的营养素，与各种生命的功能和活动密切相关。蛋白质是构成人体组织、细胞的基本物质，也是体液、酶和激素的重要组成部分，还有供能作用，占总能量的 8% ~ 15%。食物中的蛋白质主要用于机体的生长发育和组织的修复。幼儿生长发育迅速，所需蛋白质也相对较多。新生儿期蛋白质需求量最高，以后随年龄逐渐下降。1 岁内婴儿每日蛋白质的推荐摄入量为 1.5 ~ 3g/kg。

　　构成人体蛋白质的氨基酸主要有 20 种，其中幼儿除了需要与成人相同的 8 种必需氨基酸（亮氨酸、异亮氨酸、缬氨酸、苏氨酸、蛋氨酸、苯丙氨酸、色氨酸、赖氨酸）外，组氨酸是婴儿的必需氨基酸；胱氨酸、酪氨酸、精氨酸和牛磺酸对早产儿也是必需的。食物中蛋白质氨基酸的模式与人体中蛋白质氨基酸的模式越接近，生物利用率就越高，这称为优质蛋白。优质蛋白主要来源于动物和大豆蛋白质。

婴幼儿生长旺盛，保证蛋白质供给的质与量是非常重要的，婴幼儿食物中应有50%以上的优质蛋白。食物的合理搭配及加工可达到蛋白质互补的目的，从而提高食物的生物价值。如米、麦、玉米等食物的赖氨酸含量低、蛋氨酸含量高，而豆类则相反，将两者搭配可大大提高蛋白质的利用率。

（二）脂类

脂类是脂肪、胆固醇、磷脂的总称。脂类为机体的第二供能营养素，是构成人体细胞的重要成分，是必需脂肪酸的来源和脂溶性维生素的载体，也是神经系统发育必不可少的物质，尤其对髓鞘的形成和脑功能的发育起着至关重要的作用。膳食中的脂肪可改善食物的口味和饱腹感，缩小食物体积，减轻胃肠负担。

人体不能合成、必须由食物供给的不饱和脂肪酸为必需脂肪酸，如n-6系的亚油酸（LA）和n-3系的亚麻酸（LNA）。亚油酸主要来源于植物油、坚果类（核桃、花生）。n-6系亚油酸在体内经过减饱和以及链延长可衍生多种n-6不饱和脂肪酸，如花生四烯酸（AA）。亚麻酸主要存在于绿叶蔬菜、鱼类脂肪及坚果类，也可衍生多种n-3不饱和脂肪酸，如二十碳五烯酸（EA）和二十二碳六烯酸（DHA）。必需脂肪酸参与构成线粒体膜和细胞膜，参与体内磷脂和前列腺素的合成，还参与胆固醇的代谢。DHA、AA是构成脑和视网膜脂质的主要成分。若食物中必需脂肪酸缺乏，会影响人体的正常功能，表现为皮肤角化、伤口愈合不良、生长停滞、生殖能力减退、心肌收缩力减弱、免疫功能下降和血小板凝集障碍等。

脂肪所提供的能量占婴儿摄入总能量的35%～50%。随着年龄的增长，脂肪占总能量比例下降，年长儿为25%～30%。

（三）碳水化合物

碳水化合物为能量的主要来源。碳水化合物可与脂肪酸或蛋白质合成糖脂、糖蛋白和蛋白多糖，从而构成细胞和组织。6月龄内婴儿的碳水化合物主要是乳糖、蔗糖、淀粉类；2岁以上幼儿的膳食中，碳水化合物所产生的能量应占总能量的50%～65%，食物来源主要是粮谷类和薯类，如碳水化合物产能大于80%或小于40%都不利于健康。

宏量营养素应供给平衡，比例适当。如幼儿能量摄入不足，机体会动用自身的能量储备甚至消耗组织以满足生命活动能量的需要；如能量摄入过剩，则能量在体内的储备增加，造成异常的脂肪堆积。

二、微量营养素

（一）矿物质

人体内除碳、氢、氧、氮以外的元素均称为矿物质，包括无机盐和微量元素。矿物质中，人体内含量大于体重 0.01% 的各种元素称为常量元素；在人体内含量很低，绝大多数占体重的 0.01% 以下者称为微量元素。

1. 常量元素

常量元素包括钙、磷、镁、钠、钾、氯、硫 7 种，其中钙和磷接近人体总重量的 6%，两者构成人体的牙齿、骨骼等组织。婴儿期钙的沉积高于生命的任何时期。0～6 个月的婴儿钙的适宜摄入量约为 200mg/d，1～4 岁幼儿推荐钙摄入量为 600mg/d，4～7 岁为 800mg/d。乳类是钙的最好来源，其次是大豆。

2. 微量元素

微量元素包括碘、锌、硒、铜、钼、铬、钴、铁、锰、镍、硅、锡、钒、氮 14 种。微量元素在体内含量很少，需通过食物摄入，是酶、维生素必需的活性因子，参与激素的作用及核酸代谢，具有十分重要的生理功能。其中铁、碘、锌缺乏症是全球最主要的微量营养素缺乏病。不同微量元素在体内分布不同，代谢、调节途径不同，检测方法复杂，不宜用简单测血清的水平反映体内微量元素的状况。

人体内常见元素的作用和来源见表 5-1。

表 5-1 人体内常见元素的作用和来源

元素种类		作用	来源
常量元素	钙	为凝血因子，能降低神经、肌肉的兴奋性，是构成骨骼、牙齿的主要成分	乳类、豆类、绿叶蔬菜
	磷	是骨骼、牙齿、细胞核蛋白、各种酶的主要成分，协助糖、脂肪及蛋白质的代谢，参与缓冲系统，维持酸碱平衡	乳类、肉类、豆类、谷类
	镁	构成骨骼、牙齿成分，激活糖代谢酶，与神经肌肉兴奋性有关，为细胞内阳离子，参与细胞代谢过程，常与钙同时缺乏，导致手足搐搦症	肉类、豆类、干果、肉、乳类
	钾	构成细胞质的要素，维持酸碱平衡，调节神经肌肉活动	果汁、紫菜、乳、肉
	钠、氯	调节人体液体酸碱性，调节水分交换，保持渗透压平衡	食盐、新鲜食物、蛋类
微量元素	铁	血红蛋白、肌红蛋白、细胞色素和其他酶系统的主要成分，帮助氧的运输	肝、蛋黄、血、豆类、肉类、绿色蔬菜
	铜	对制造红细胞、合成血红蛋白和铁的吸收起很大作用，与许多酶，如细胞色素酶、氧化酶的关系密切，存在于人体红细胞、脑、肝等组织内，缺乏时引起贫血	肝、肉、鱼、谷类、豆类

续表

元素种类		作用	来源
微量元素	锌	为多种酶的成分，如与能量代谢有关的碳酸酐酶、与核酸代谢有关的酶，调节 DNA 的复制转录，促进蛋白质的合成，还参与和免疫有关酶的作用	鱼、蛋、肉、禽、麦胚、谷类
	碘	为甲状腺素主要成分，缺乏时引起单纯性甲状腺肿及地方性甲状腺功能减退症	海带、紫菜、海鱼等
	硒	保护心血管，维护心肌健康，促进生长，保护视觉	肝、肾、肉类、海带
	钼	是黄素依赖酶的成分，作为酶的辅助因子发挥作用	乳类、动物内脏、干豆
	铬	是葡萄糖耐量因子的重要组成成分，为潜在性胰岛素作用，影响脂肪代谢，增强 RNA 的合成	肉类、豆类、畜肝
	钴	以维生素 B_{12} 的成分存在，与红细胞的成熟有关，影响甲状腺代谢	肝、肾、海带等

（二）维生素

维生素是维持人体正常生理功能所必需的一类有机化合物，在体内含量极少，主要功能是调节人体的新陈代谢，不产生能量，虽然需要量不多，但因体内不能合成或合成不足，必须由食物供给。维生素种类很多，根据其溶解性可分为脂溶性（维生素 A、D、E、K）与水溶性（B 族和维生素 C）两大类，其中脂溶性维生素可储存于体内，无须每日供给，因其排泄较慢，缺乏时症状出现较迟，过量易中毒；水溶性维生素易溶于水，从尿中排泄迅速，不易在体内储存，必须每日供给，若体内缺乏可迅速出现相应症状，但过量不易发生中毒。对幼儿来说维生素 A、维生素 D、维生素 C 和维生素 B_1 是容易缺乏的维生素。各种维生素的作用和来源见表 5 - 2。

表 5 - 2　各种维生素的作用和来源

维生素种类		作用	来源
脂溶性维生素	维生素 A	促进生长发育，维持上皮细胞的完整性，增加皮肤黏膜的抵抗力，为形成视紫红质所必需的成分，促进免疫功能	肝、牛乳、鱼肝油、胡萝卜素
	维生素 D	调节钙磷代谢，促进肠道对钙的吸收，维持血液钙浓度，有利于骨骼矿化	鱼肝油、肝、蛋黄、人皮肤日光合成
	维生素 E	促进细胞成熟与分化，是一种有效的抗氧化剂	麦胚油、豆类、蔬菜
	维生素 K	由肝脏利用，合成凝血酶原	肝、蛋、豆类、青菜、肠内细菌合成

续表

维生素种类		作用	来源
水溶性维生素	维生素 B₁	构成脱羧辅酶的主要成分，为糖代谢所必需，维持神经、心肌的活动功能，调节胃肠蠕动，促进生长发育	米糠、麦麸、花生、豆、酵母
	维生素 B₂	为辅黄酶的主要成分，参与机体氧化过程，维持皮肤、口腔和眼的健康	肝、蛋、乳类、蔬菜、酵母
	维生素 B₃（烟酸）	是辅酶Ⅰ及Ⅱ的组成成分，为体内氧化过程所必需；维持皮肤、黏膜和神经健康，防止癞皮病，促进消化系统的运作	肝、肉、谷类、花生、酵母
	维生素 B₆	为转氨酶和氨基酸脱羧酶的组成成分，参与神经、氨基酸及脂肪代谢	各种食物中，亦可在肠道由细菌合成
	维生素 B₁₂	参与叶酸的合成，促进四氢叶酸的形成，促进细胞及细胞核的成熟，对生血和神经组织代谢有重要作用	肝、肾、肉等动物食品
	维生素 B₁₁（叶酸）	活性形式四氢叶酸是体内转移"一碳基团"的辅酶，参与核苷酸的合成，特别是胸腺嘧啶核苷酸的合成，有生血作用；胎儿期缺乏会引起神经管畸形	绿叶蔬菜、肝、肾、酵母较丰富，乳类次之，羊乳含量甚少
	维生素 C	参与人体的羟化和还原过程，对胶原蛋白、细胞间黏合质、神经递质（去甲肾上腺素等）的合成，类固醇的羟化，氨基酸代谢，抗体及红细胞的生成等均有重要作用	各种水果及新鲜蔬菜

三、其他膳食成分

(一)膳食纤维

膳食纤维指一般不易被消化的食物营养素，主要来自植物的细胞壁，至少包括 5 种构成物，即纤维素、半纤维素、果胶、树脂和木质素。其主要功能为吸收大肠水分、软化大便、增加大便体积、促进肠蠕动等。膳食纤维在大肠被细菌分解，产生短链脂肪酸、降解胆固醇、改善肝功能、防止肠萎缩。婴幼儿可从谷类、新鲜蔬菜、水果中获得一定量的膳食纤维。

(二)水

水为人体不可缺乏的物质，参与体内所有的新陈代谢及体温调节活动。幼儿对水的需求量与能量摄入、食物种类、肾功能成熟度、年龄等因素有关。婴儿新陈代谢旺盛，水的需要量相对较多，每日为 150ml/kg，以后每 3 年每日减少约 25ml/kg。

第二节 幼儿进食技能发育

一、进食反射的发育

幼儿的进食行为与生长发育密切相关。不良的进食行为不仅导致营养摄入失衡，影响幼儿正常生长发育，对日后的身心健康、社会交际、适应能力也有很大影响。幼儿进食问题往往涉及很多因素，如环境因素、父母行为、早期喂养等。良好的饮食行为不仅能为小儿生长发育提供必需的营养素，促进孩子身心健康、社会交际和适应能力，还能为幼儿早期营养与喂养指导提供科学依据。

1～6岁幼儿中，有边吃边玩、进餐时间过长、饮食无规律、经常吃零食等不良进食行为的占有不低的比例，其中边吃边玩在幼儿中最为多见。有不良进食行为的孩子往往厌食发生率高，影响营养摄入。专家指出，幼儿神经心理发育迅速，注意力易被分散，幼儿进食时玩玩具、看电视等做法都会降低对食物的注意力，从而使食欲下降。玩食的孩子往往进食时间过长，可导致用餐与不用餐之间的界定不明确，饥饱不分明，进而食欲下降。饮食的规律性也是保证孩子饥饱分明，保持正常食欲的关键。随着幼儿年龄的增长，家长对幼儿玩食应逐步给予引导和约束。

注重婴幼儿早期进食技能的培养。在婴幼儿早期未及时进行进食能力培养的孩子，较易出现各种进食行为问题，如厌食、挑食、不吃粗食、不会咀嚼等。1岁以前就应允许婴儿参与进食活动，如6个月左右婴儿可自己扶奶瓶吃奶；7～9月时可从杯中饮水，7～8月龄时婴儿可用手拿饼干或烤面包吃；10～12月时婴儿应尽快学会自己用勺；2岁左右幼儿应独立进食。这个自我进食学习过程不仅有益眼、手、口协调动作，还可增加幼儿的自信心和独立能力。

二、与进食技能发育有关的感知觉发育

幼儿对周围世界的好奇心使得他们具有对美的客体追求的需要。在幼儿进餐的过程中，幼儿通过欣赏美化了的食物造型，会随之产生良好的进食情绪。符合幼儿审美偏爱的食物造型，可使幼儿的多种需要得到满足，从而具备良好情绪产生的基础。

进食行为的改善是建立在一定的进食兴趣上的，是幼儿进食情绪调控的结果。欣赏

食物造型引发的进食兴趣培养起来的良好进食情绪，必然能够达成进食行为的改善。相应地，通感能够帮助幼儿顺利完成这一过程。

真正的艺术品就在孩子们聪明的小脑袋里，他们能用简单的食材创造出独一无二的艺术品。家长可以和孩子一起去厨房，通过全家人的奇思妙想，做出最有创意、造型最好看的食物；还可以围绕幼儿的生活经验和兴趣点，引导幼儿尝试制作简单的食品，感受各种食品的色、香、味、形，了解食品的多样性和丰富性，体验制作和分享食品的快乐。你会发现幼儿有爱玩、追求美的天性，对于食物他们更容易从欣赏到创作和品尝的快乐中得到满足，一些多食、偏食、厌食以及爱吃零食的习惯也悄悄不见了。这样的活动可以作为引起幼儿兴趣的导线，潜移默化地改善幼儿的进食情绪；还能为内向的幼儿提供丰富和适当的刺激，逐渐扩展他们的学习倾向，引导他们从自闭的"茧"中解脱出来。让幼儿吃好一日三餐，并保证食物的多样化，不仅有利于吸收各种营养，还能避免人为因素造成的某些营养素缺乏或过剩，从而保证幼儿的生长发育和健康。

针对幼儿进食过程中存在的不良情绪，食物造型的引入是具有可行性的。在重视培养幼儿进食情绪的情况下，把幼儿生活中的天然食物改造为艺术欣赏材料，不但顺应了培养幼儿良好进食情绪的需求，还有助于幼儿的生理、心理健康发展。

第三节　幼儿的膳食安排

一、1 岁以内婴儿的喂养

婴儿喂养有母乳喂养、部分母乳喂养和人工喂养以及添加辅食 4 种方法。

（一）母乳喂养

母乳是满足婴儿生理和心理发育的最好的天然食物。一个健康的母亲可提供足月儿正常生长到 6 个月所需要的营养素、能量和液体量。哺乳不仅供给婴儿营养，还提供一些可供婴儿利用的现成物质，如脂肪酶、SIgA 等。

1. 母乳的成分

产后 5 天以内的乳汁为初乳，初乳量少，每日 15～45ml，含脂肪较少而蛋白质较多，维生素 A、牛磺酸和矿物质含量亦较丰富，对促进新生儿生长发育和增强抵抗力很有好处；5～14 天的乳汁为过渡乳，其脂肪含量高，蛋白质及矿物质逐渐减少；14 天～9 个月为成熟乳，每日乳量可达 700～1 000ml，营养成分适当；10 个月以后为晚乳，晚乳的总量和营养成分都减少。

2. 母乳的优点

（1）母乳的营养丰富，容易消化吸收。蛋白质、脂肪、碳水化合物比例适宜（1∶3∶6），适合婴儿生长发育的需要。1）蛋白质：以乳清蛋白为主，遇胃酸后形成的乳凝块小，易消化吸收，且含有较多的必需氨基酸。2）脂肪球：颗粒小，含有脂肪酶，易消化吸收，且不饱和脂肪酸含量较多，可在婴儿髓鞘形成及脑的发育中发挥作用。3）含糖量：母乳含糖量较高，以乙型乳糖为主，可促进肠道双歧杆菌生长，减少腹泻机会。4）磷比例：比例适宜，有利于钙的吸收，较少发生低钙血症。5）微量元素：含微量元素锌、铜、碘多，铁含量与牛乳相同，但人乳中铁的吸收率高于牛乳约5倍，故母乳喂养的婴儿贫血发生率较低。6）矿物质：含量少、缓冲力小，对胃酸中和作用弱，有利于消化。此外，母乳含较多的必需氨基酸、必需不饱和脂肪酸及乳糖，均有利于婴儿大脑的发育。

（2）母乳可增强婴儿免疫力。母乳中含有不可替代的免疫成分，如初乳中丰富的分泌型 IgA（SIgA），还有乳铁蛋白、低聚糖以及大量的免疫活性物质，如巨噬细胞、淋巴细胞、溶菌酶、双歧因子等，能增强婴儿免疫力。

（3）母乳可增进母子感情。婴儿与母亲直接接触，有利于婴儿心理健康发育。

（4）母乳的其他优点。母乳喂养方便、经济，温度适宜，不易污染；母亲哺乳还可加快子宫复原，减少再受孕机会。

3. 母乳喂养的保健与护理

成功的母乳喂养应当是母子双方都积极参与并感到满足的。世界卫生组织和我国的《婴幼儿喂养策略》均建议婴儿出生后6个月内完全接受母乳喂养。良好的母乳喂养有三个条件：一是乳母能分泌足够的乳汁；二是哺乳时出现有效的射乳反射；三是婴儿能有力地吸吮。当母亲喂养能力提高，婴儿摄入量也会提升。

（1）产前准备。大多数健康的产妇具有哺乳的能力，但真正成功的哺乳则需要产妇身心两方面的准备和积极的措施。应合理安排乳母的生活和工作，保证营养合理、睡眠充足、心情愉快，使乳母保持良好的身心状态。乳母在孕期适当增加体重（12～14kg），可贮存足够的脂肪，满足哺乳时的能量消耗。

（2）乳头保健。孕妇在妊娠后期，每日用清水擦洗乳头（忌用肥皂和酒精）；乳头内陷者用两手拇指从不同的角度按摩乳头两侧并向周围牵拉，每日数次；喂乳后可挤出少许乳汁涂在乳头及乳晕上，利用乳汁中丰富的蛋白质和抑菌物质保护表皮。发生乳头皲裂时，暂停直接哺乳，用吸乳器将乳汁吸出，用鱼肝油软膏涂抹裂伤处。有乳汁淤积或发生乳房硬块（乳核）者，应及早进行湿热敷、按摩，并及时吸空乳房，防止乳腺炎的发生。

（3）尽早开奶，按需哺乳。吸吮可刺激乳头反射性地促进泌乳，应在产后 15 分钟～2 小时尽早开奶。将婴儿裸体置于母亲胸前进行皮肤接触（不少于 30 分钟），并吸吮母亲双侧乳房，尽快建立诱导催产素分泌的条件反射。尽早开奶可减轻婴儿生理性黄疸，还可减轻生理性体重下降及低血糖的发生。婴儿出生 2 个月内，提倡按需哺乳，以促进乳汁分泌。

（4）促进乳汁分泌。哺乳前母亲先湿敷乳房 2～3 分钟，从外侧边缘向乳晕方向轻拍或按摩乳房，促进泌乳。两侧乳房应先后交替哺乳，如一侧乳房奶量已满足婴儿需要，则可每次轮流哺喂一侧乳房，并将另一侧的乳汁用吸奶器吸出，保证每次哺乳都让乳汁排空，以防泌乳抑制和乳腺炎的发生。

（5）正确的喂哺技巧。吸吮前先清洗双手，清洁乳头、乳晕。采取舒适姿势，一般采取坐位，斜抱婴儿，将其头、肩部枕于哺乳侧肘弯部；另一手呈"C"形托住乳房，使婴儿含住乳头和大部分乳晕，能自由用鼻呼吸。一般两侧乳房交替进行哺乳，吸空一侧乳房后再换另一侧，每次时间 15～20 分钟。哺乳后将婴儿竖抱起在母亲肩部，轻拍其背部，使咽下的空气排出，然后将婴儿取右侧卧位，以防溢乳。每次哺乳时能听到婴儿的咽乳声，哺喂后婴儿安静入睡或嬉戏如常，体重按正常速度增加，则表示奶量充足，反之则不足。

（6）添加辅食和断乳。随着婴儿长大，母乳已不能满足幼儿生长发育的需要，应在出生后 4～6 个月时开始添加辅食，为完全断奶做准备。一般在出生后 10～12 个月断乳，如遇夏季炎热或婴儿患病时可暂缓断乳。

（7）不宜哺乳的情况。凡母亲感染 HIV，患有慢性肾炎、糖尿病、恶性肿瘤、精神病、癫痫或心功能不全等严重疾病应停止哺乳。乳母患急性传染病时，可将乳汁挤出，经消毒后哺喂。乙肝病毒携带者并非哺乳的禁忌证。母亲感染结核病，无临床症状时可继续哺乳。

（二）部分母乳喂养

同时采用母乳与配方奶或兽乳喂养婴儿的为部分母乳喂养，有以下两种情况。

1. 补授法

母乳喂养的婴儿体重增长不满意时则提示母乳不足，此时用配方奶或兽乳补充母乳喂养。这种方式适宜 4～6 个月的婴儿。母乳哺喂次数不变，每次先哺母乳，将两侧乳房吸空后再以配方奶或兽乳补足。补授的乳量由小儿的食欲和母乳量多少而定，即"缺多少补多少"。

2. 代授法

代授法指用兽乳或配方奶代替一次或数次母乳的方法，适宜 6 个月以上的婴儿，为断奶做准备。使用这种方法时，注意每日母乳喂哺次数不应少于 3 次，以防止母乳分泌减少。

（三）人工喂养

4～6个月的婴儿由于各种原因不能进行母乳喂养时，完全采用配方奶或其他兽乳，如牛奶、羊奶、马奶或豆制代乳粉等食物喂养，称为人工喂养。进行人工喂养时需要掌握正确的喂哺技巧，包括正确的喂哺姿势、婴儿完全觉醒状态；应注意选用适宜的奶嘴和奶瓶、奶液的温度、喂哺时奶瓶的位置；喂养时婴儿的眼睛尽量能与父母（喂养者）对视；奶具应及时清洗消毒。

（四）添加辅食

随着婴儿月龄的增加，消化系统功能也在不断增强，胃容量在增大，牙齿逐渐萌出，母乳和各种代替品已不能满足婴儿生长发育的需要。为了保证婴儿足够的营养，提高其咀嚼和吞咽能力，也便于今后的断奶，使婴儿逐渐适应乳类以外的各种食物，应逐渐给婴儿添加半流食和固体食物，这一类食物被称为辅助食品，简称为"辅食"。添加辅食的原则：每次添加一种新食物，由少到多、由稀到稠，循序渐进；逐渐增加辅食种类，由泥糊状食物逐渐过渡到固体食物。从6月龄时开始添加泥糊状食物（如米糊、菜泥、果泥、蛋黄泥、鱼泥等）；7～9月龄时可由泥糊状食物逐渐过渡到可咀嚼的软固体食物（如烂面、碎菜、全蛋、肉末）；10～12月龄时，大多数婴儿可逐渐转为以进食固体食物为主的膳食。

添加辅食时要考虑婴儿的个体差异。在观察的基础上，灵活调整辅食的种类和数量，帮助婴儿顺利地渡过断奶阶段。

二、1～6岁幼儿的膳食安排

这一时期的幼儿，生长发育十分迅速，对营养的需求量大，牙齿逐渐出齐，咀嚼能力有所提高，胃的容积在逐渐增大，胃肠消化能力也在增强，已基本接受了成人的饮食。但与成人相比，无论是消化能力，还是对各种食物的适应能力都是较低的，因此需要专门调配膳食。为幼儿准备的食物，应做到碎、细、烂、软、嫩，以符合他们娇嫩的消化系统。

（一）幼儿进食特点

1.生长速度减慢
1岁后幼儿生长逐渐平稳，进食相对稳定，较婴儿期旺盛的食欲有所下降。

2.心理行为影响
幼儿神经心理发育迅速，对周围世界充满好奇心，表现出探索性行为和强烈的自我进食欲望，成人如仍按婴儿的方法喂养，幼儿可表现出不合作与违拗。幼儿注意力很容易转移、分散，进食时玩玩具、看电视等做法都会降低幼儿对食物的注意力，进食量下降。此时应允许幼儿满足其自我进食欲望，参与进食，培养其独立进食能力。

3. 家庭成员的影响

家庭成员进食的行为和对食物的反应会成为幼儿的榜样。由于学习与社会的影响，如果幼儿的进食过程是在积极的情况下（如奖励，或与愉快的社会行为有关）发生，则幼儿对食物的偏爱会增加；相反，强迫进食可使幼儿不喜欢有营养的食物。

4. 进食技能发育状况

幼儿的进食技能发育状况与婴儿期的训练有关。如果错过训练吞咽、咀嚼的关键期，长期食物过细，幼儿会有不愿吃固体食物或含在口中不吞（俗称"含饭"）等表现。

5. 食欲波动

幼儿有准确的判断能量摄入的能力，这种能力不但从一餐中表现出来，在几餐中都可被证实。幼儿可能今日早餐吃很多，次日早餐什么也没吃；一天中早餐吃得少，中餐吃较多和晚餐较少，这种进食行为提示幼儿具有调节进食的能力。有研究显示：幼儿餐间摄入的差别可达 40%，但一日的能量摄入比较一致，只有 10% 的变化。

（二）幼儿膳食安排

幼儿膳食中各种营养素和能量的摄入需满足该年龄阶段幼儿的生理需要。蛋白质每日 40g 左右，其中优质蛋白（动物性蛋白质和豆类蛋白质）应占总蛋白的 1/2。蛋白质、脂肪和糖类产能之比为（10% ～ 15%）:（30% ～ 35%）:（50% ～ 60%）。但膳食安排需合理，四餐（奶类 2，主食 2）两点为宜。频繁进食、夜间进食、过多饮水均会影响幼儿食欲。

在为幼儿烹调加工食物时，应尽可能保持食物的原汁原味，让孩子首先品尝和接纳各种食物的自然味道。膳食应清淡、少盐、少油，并避免添加辛辣等刺激性物质和调味品，避免干扰或影响幼儿对食物本身的感知和喜好、对食物的正确选择和膳食多样的实现，预防偏食和挑食的不良饮食习惯。

（1）1 ～ 2 岁幼儿每日膳食安排。可选蛋类、鱼虾类、瘦畜禽肉等 100g，米和面粉等谷类食物 100 ～ 125g，用 20g 植物油烹制上述食物；选用新鲜绿色、红黄色蔬菜和水果各 150g，以果菜泥、果菜汁或者果菜沫的形式给幼儿喂食。

（2）2 ～ 3 岁幼儿每日膳食安排。选蛋类、鱼虾类、瘦畜禽肉类等 100g，米和面粉等谷类食物 125 ～ 150g，用 20 ～ 25g 植物油烹制上述食物；选用新鲜绿色、红黄色蔬菜和水果各 150 ～ 200g。

（3）3～6岁幼儿每日膳食安排。幼儿此期生长速度减慢，各器官持续发育并逐渐成熟，足够的营养会帮助其建立良好的饮食习惯，为幼儿一生建立健康膳食模式奠定坚实的基础。

3～6岁幼儿膳食
安排——膳食宝塔

此期幼儿膳食宝塔共分五层（膳食宝塔中建议的各类食物摄入量是指食物可食部分的生重，见图5-1）。

第一层（底层）：谷类（米饭、面条等）180～260g，适量饮水。

第二层：蔬菜类200～250g，水果类150～300g。

第三层：鱼虾类40～50g，禽畜肉类30～40g，蛋类60g。

第四层：奶类及奶制品200～300g，大豆类及其制品25g。

第五层：烹调油25～30g。

另外：适量饮水，适当户外运动。

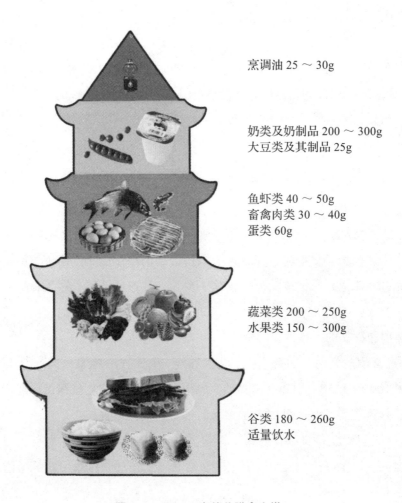

烹调油25～30g

奶类及奶制品200～300g
大豆类及其制品25g

鱼虾类40～50g
畜禽肉类30～40g
蛋类60g

蔬菜类200～250g
水果类150～300g

谷类180～260g
适量饮水

图5-1 3～6岁幼儿膳食宝塔

知识拓展

　　自我效能（Self-Efficiency）是美国学者班杜拉（Bandura）于1977年在《自我效能：关于行为变化的综合理论》中首次提出的。班杜拉认为，过去在对人的心理和行为变化的研究中，主要侧重探讨知识获取或行为反应类型，而忽略了支配这些知识和行为之间相互作用的过程。他在大量实验研究的基础上得出结论，即主体因素的自我效能现象不仅影响人的行为和情感，而且个体心理和行为的改变都要通过主

自我效能理论

体把握感实现，而这种把握感建立在个体对自身认知、判断和评价的基础上，是一个与个体能力有关的概念。基于此，班杜拉将自我效能明确定义为：人们对自身完成某项任务或工作行为的信念，涉及的不是技能本身，而是自己能否利用所拥有的技能去完成工作行为的自信程度。

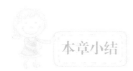

　　平衡膳食、合理营养是保证幼儿健康成长的基础。本章从幼儿所需的主要营养素、幼儿进食技能发育、幼儿的膳食安排三个角度探讨幼儿的合理营养。幼儿所需的营养素包含宏量营养素、微量营养素和其他膳食成分。其中宏量营养素包括蛋白质、脂类和碳水化合物；微量营养素包括矿物质、维生素；其他膳食成分包括膳食纤维和水。在婴幼儿早期应注重培养其进食技能，养成良好的进食习惯；做到食物多样化是保证幼儿进食兴趣的前提。要按照幼儿成长的规律、进食特点安排合理的膳食，以保证幼儿的营养供给。

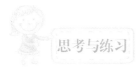

　　1. 什么是营养素？幼儿所需的微量元素有哪些？

　　2. 幼儿有哪些进食特点？

　　3. 根据幼儿膳食宝塔，请你为1名4岁幼儿制定一日膳食计划。

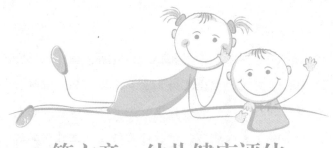

第六章　幼儿健康评估

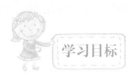

学习目标

1. 熟悉幼儿家庭结构评估和家庭功能评估范围。
2. 掌握幼儿营养状况的衡量指标及测量方法。

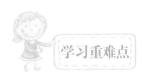

学习重难点

　　通过幼儿营养状况的衡量指标的测量，结合幼儿体格生长发育的评价指标正常值来评价幼儿的营养状况是否正常。

学习方法

1. 课前预习，拟出本章知识结构。
2. 做好课堂笔记，加强课后练习和复习。
3. 联系幼儿体格生长发育的评价指标评价幼儿的营养状况。

1. 讲授法：教师讲授家庭评估和幼儿营养状况的衡量指标。
2. 现场演示法：借助幼儿人体解剖模型和软尺等测量工具演示幼儿身长（高）、头围、胸围等衡量指标的测量方法。
3. 案例分析法：课前导入关于幼儿营养状况各种衡量指标的案例，课后组织课堂讨论，引导学生抓住重点。

　　阴阳者，天地之道也，万物之纲纪，变化之父母，生杀之本始，神明之府也，治病必求于本。故积阳为天，积阴为地。阴静阳躁，阳生阴长，阳杀阴藏。阳化气，阴成形。寒极生热，热极生寒；寒气生浊，热气生清；清气在下，则生飧泄；浊气在上，则生䐜胀。此阴阳反作，病之逆从也。

——《黄帝内经·素问·阴阳应象大论》

第一节　幼儿营养评估

　　营养是幼儿生长发育、健康成长的物质基础，营养不良或营养缺乏将影响幼儿的体格生长和智力发育，以及学习和工作能力，甚至增加成年后罹患慢性病的危险。幼儿多种疾病的发生率甚至病死率都与营养状况密切相关。因此，掌握幼儿的营养状况，对指导幼儿或家长合理加强营养十分重要。

　　营养评估包括营养状况检查、膳食调查、健康史调查和机体营养水平的生化检测四个部分。

一、营养状况检查

　　营养状况检查包括体重、身高、头围、胸围、上臂围等体格发育的测量，以及询问和检查营养不平衡的表现。

（一）体重测量

　　测量幼儿体重宜采用杠杆秤（砝码、游锤、杠杆）或中式木杆式钩秤（秤杆、秤砣）。1岁以内的婴儿体重测量采用盘式杠杆秤或中式木杆式钩秤，最大称重为10～15kg，精确到0.01kg；1～3岁的幼儿采用坐式或立式杠杆秤，最大称重范围为20～30kg，精确到0.05kg；3～6岁的年长儿采用立式的杠杆秤，最大称重范围为50kg，精确到0.1kg（见表6-1）。

表6-1　体重测量工具表选择

年龄（岁）	测量工具	最大称重范围（kg）	精确度（kg）
<1	盘式杠杆秤	10～15	0.01
1～3	坐式或立式杠杆秤	20～30	0.05
3～6	立式杠杆秤	50	0.1

测量前应校正秤的"0"点，放置与所测幼儿年龄的体重接近的砝码值；称量时调整游锤至杠杆正中水平，将砝码及游锤所示读数相加，以kg为单位。

体重测量应在幼儿排空大小便、裸体（新生儿）或仅穿内衣的情况下进行，或设法减去衣服重量。婴儿称体重时可取卧位，幼儿采取坐位称重，年长儿采取立位称重。立位称体重时两手自然下垂，避免摇动或接触其他物体，以免影响准确性。使用钩秤时注意防止秤砣砸伤儿童。测量者应记录幼儿测量时的表现，如"婴儿晃动，约4.5kg"。

（二）身长（高）测量

1. 身长测量

婴幼儿身长测量用标准的量床（头板、底板、足板、量床两侧刻度），需两位测量者。婴幼儿脱鞋、袜、帽，仰卧于量床底板中线，助手将幼儿头扶正，使其目光向上，头顶接触头板；主测量者位于儿童右侧，左手固定婴儿双膝使其下肢伸直，右手移动头板、足板，使头板、足板贴紧婴儿两足跟部；量床两侧刻度的读数一致时读刻度，精确到0.1cm，如婴儿双下肢不等长，则分别测量（见图6-1）。

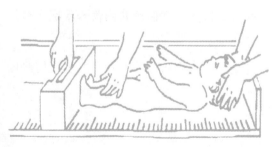

图6-1　身长测量

2. 身高测量

身高测量采用身高计（测量板、平台、立柱刻度）或固定于墙壁上的立尺或软尺，宜清晨进行。被测幼儿仅需穿背心和短裤，取立正姿势站于平台，头部保持正中位置，平视前方，挺胸收腹，两臂自然下垂，足跟靠拢脚尖分开约60°；头、足跟、臀部和两肩胛间同时接触立柱后，测量者手扶测量板向下滑动，使测量板与头部顶点接触。测量者目光与读数同一水平面时读测量板与立柱刻度交叉数值，精确到0.1cm。

3. 顶臀长（坐高）测量

（1）顶臀长测量。顶臀长测量工具与对测量者的要求同身长测量。被测婴幼儿脱鞋、袜、帽，仰卧于量床底板中线，助手将幼儿头扶正，头顶接触头板；主测量者位于幼儿右侧，左手握住幼儿小腿，骶骨紧贴底板，使膝关节弯曲，小腿与大腿成直角，大腿与底板垂直；移动足板贴紧臀部，量床两侧的读数一致时读刻度，精确到0.1cm。

（2）坐高测量。坐高测量采用坐高计（坐板、测量板、立柱刻度零点与坐板同一平面）或固定于墙壁上的立尺或软尺（高度合适的板凳、立尺或软尺零点与板凳同一平面）。被测幼儿坐于坐高计的坐板或高度合适的板凳上，先身体前倾，骶部紧贴立柱或墙壁，然后端坐挺身，使躯干与大腿、大腿与小腿成直角，两脚向前平放在地面，下移测量板与头部顶点接触，精确到0.1cm。

4. 头围测量

头围测量采用无伸缩性的软尺测量。被测幼儿取坐位，测量者位于幼儿右侧或前方，左手拇指固定软尺零点于幼儿头部右侧眉弓上缘处，软尺紧贴头部皮肤（头发），经右侧耳上、枕骨粗隆及左侧眉弓上缘回至零点，读与零点交叉的刻度，获得最大头周径，精确到0.1cm。

5. 胸围测量

胸围测量采用无伸缩性的软尺卧位或立位测量。被测幼儿两手宜自然下垂，目光平视前方。测量者位于儿童前方或右侧，左手拇指固定软尺零点于儿童右侧乳头下缘（乳房已发育的女童以右胸骨中线与第四肋交叉处为固定点），右手持软尺贴儿童胸壁，经右侧腋下、肩胛下角下缘、左侧腋下、左侧乳头回至零点，读与零点交叉的刻度，取平静呼、吸气的中间读数，精确至0.1cm。

6. 腰围测量

腰围测量采用无伸缩性的软尺测量。被测幼儿直立、双足分开30cm、双臂环抱于胸前，以腋中线肋骨下缘和髂嵴连线中点的水平位置为测量点，在双侧测量点作标记，使皮尺下缘通过双侧测量点测量腰围，在正常呼气末读数，精确度为0.1cm。

7. 指距测量

指距测量宜采用直脚规或无伸缩性的软尺测量。幼儿立位，两手平伸，手掌向前，向两侧伸直，双上臂长轴与地面平行，与身体中线垂直。被测幼儿一手中指指尖顶住规定的固定脚后，调节活动脚内侧紧靠另一手的中指指尖，活动脚所指的刻度即为指距；或用软尺测量双上臂平伸后两指尖的距离，精确到 0.1cm。

8. 上臂围测量

上臂围测量采用无伸缩性的软尺立位测量。被测幼儿两手自然平放或下垂，测量者位于幼儿左侧，固定软尺零点于左侧肩峰至尺骨鹰嘴连线的中点，贴皮肤绕臂一周，读与零点交叉的刻度，精确到 0.1cm。

9. 皮下脂肪测量

皮下脂肪测量采用皮褶卡钳测量（钳头面积为 6mm×15mm，压强约 15g/cm²）。测量时右手握钳，左手用拇、食指捏起测量部位的皮肤和皮下脂肪。捏时两指的距离为 3cm，使脂肪与下面的肌肉充分离开。然后用皮褶卡钳测量皮褶厚度，精确至 0.5cm。可在上臂中部、肩胛下角、腋中线、髂上、小腿中部和腹壁等处测量。多用于测量上臂中部、肩胛角下的皮褶厚度，腹壁处的皮下脂肪的测量已少用。常用的测量部位：（1）肩胛下角（背部）。取左肩胛骨角下稍偏外侧处，皮褶自下侧至上中方向，与脊柱成 45°。（2）三头肌部。左上肢在身体侧面放松下垂，肩峰与鹰嘴连线的中点上，皮褶方向与上臂的长轴平行。

皮下脂肪测量方法

二、膳食调查

膳食调查包括称重法、记账法及询问法 3 种。一般要求全天摄入食物总能量和蛋白质摄入量均应达到推荐供给量的 80% 以上。动物性蛋白及豆类蛋白不低于总蛋白的 30%，三大产能物质比例为蛋白质 10% ~ 15%、脂肪 25% ~ 30%、糖类 50% ~ 55%。

三、健康史调查

健康史是指幼儿以往健康状况，包括出生史、喂养史、生长发育史、免疫接种史、日常活动、既往健康史等情况。评估幼儿运动、语言及适应性行为可参见表 6-2。

表 6-2　幼儿运动、语言及适应性行为发展评估

年龄	动作	语言	适应性行为
新生儿	无规律、不协调动作；紧握拳	能哭叫	铃声使全身活动减少或哭声渐止；有握持反射能力
2 个月	直立及俯卧位时能抬头	发出和谐的喉音	微笑，有面部表情；眼随物转动
3 个月	仰卧位变为侧卧位；用手摸东西	咿呀发音	头可随看到的物品或听到的声音转动 180°；注意自己的手

续表

年龄	动作	语言	适应性行为
4个月	扶着髋部时能坐；可在俯卧时用两手支撑抬起胸部；手能握玩具	笑出声	抓面前物体；自己玩弄手；见食物表示喜悦；较有意识地哭和笑
5个月	扶腋下能站直；两手各握一玩具	能喃喃发出单词音节	伸手取物；能辨别人声；望镜中人笑
6个月	能独坐一会；用手摇玩具	能听懂自己的名字	能认识熟人和陌生人；自拉衣服；自握足玩
7个月	会翻身；自己独坐很久；将玩具从一手换入另一手	能发"爸爸""妈妈"等复音，但无意识	能听懂自己的名字；自握饼干吃
8个月	会爬；会自己坐起来、躺下去；会扶着栏杆站起来；会拍手	重复大人所发简单音节	注意观察大人的行动；开始认识物体；两手会传递玩具
9个月	试独站；会从抽屉中取出玩具	能懂几个较复杂的词句，如"再见"等	看见熟人会伸手要人抱；或与人合作游戏
10～11个月	能独站片刻；扶椅或推车能走几步；拇、食指对指拿东西	开始用单词，一个单词表示很多意义	能模仿成人的动作；招手、挥手"再见"；抱奶瓶自食
12个月	独走；弯腰拾东西；会将圆圈套在木棍上	能叫出物品的名字，如灯、碗；指出自己的手、眼	对人和事物有喜憎之分；穿衣能合作；用杯喝水
15个月	走得好；能叠一块方木	能说出几个词和自己的名字	能表示同意、不同意
18个月	能爬台阶；有目标地扔皮球	能认识和指出身体各部分	会表示大小便；懂命令；会自己进食
2岁	能双脚跳；手的动作更准确；会用勺子吃饭	会说2～3个字构成的句子	能完成简单的动作，如拾起地上的物品；能表达喜、怒、怕、懂
3岁	能跑；会骑三轮车；会洗手、洗脸，脱、穿简单衣服	能说短歌谣，数几个数	能认识画上的东西；认识男、女；自称"我"；表现自尊心、同情心、害羞
4岁	能爬梯子；会穿鞋	能唱歌，讲述简单故事情节	能画人像；初步思考问题；记忆力强，好发问
5岁	能单腿跳；会系鞋带	开始识字	能分辨颜色；数10个数；知道物品用途及性能
6～7岁	参加简单劳动，如扫地、擦桌子、剪纸、捏泥塑、结绳等	能讲故事；开始写字	能数几十个数；可简单加减；独立自主，形成性格

（1）出生史。对母孕期情况、分娩时情况、出生时体重和身长等有大致了解。

（2）喂养史。要详细询问婴幼儿的喂养史，是母乳还是人工喂养，人工喂养以何种乳制品为主，如何配制，喂哺次数及量，添加辅食及断奶情况，近期进食食品的种类、餐次、食欲、大小便情况等；年长儿应了解有无挑食、偏食、吃零食等不良饮食习惯。

（3）生长发育史。了解幼儿体格生长指标如体重、身高、头围增长情况；前囟闭合及乳牙萌出时间、数目；会抬头、翻身、坐、爬、站、走的时间；语言的发展；等等。

（4）免疫接种史。了解幼儿接种过何种疫苗、接种次数、接种年龄、接种后有无不良反应。

（5）日常活动。了解幼儿的主要活动环境、卫生习惯、睡眠、休息、排便习惯，是否有特殊行为问题，如吮拇指、咬指甲等；幼儿的性格特征是否开朗、活泼、好动或喜静、合群或孤僻、独立或依赖等；与同伴间的关系是否融洽。

（6）既往健康史。了解幼儿既往患过何种疾病、患病时间及治疗结果、既往住院史，尤其应了解传染病的患病情况。

四、机体营养水平的生化检测

机体营养水平的生化检测包括血清蛋白、运铁蛋白、肌酐／身高指数（CHI）等。

第二节　家庭评估

家庭评估包括家庭结构评估和家庭功能评估，是幼儿健康评估的重要组成部分，因为幼儿与其家庭成员的关系是影响其身心健康的主要因素。

一、家庭结构评估

家庭结构是指家庭的组成，以及影响幼儿及其家庭成员身心健康的有关家庭的社会、文化、宗教信仰和经济特点。其评估范围包括以下几个方面。

（一）家庭组成

家庭组成，狭义指目前与幼儿共同居住的家庭成员，广义则指包括整个家庭的支持系统。评估中应涉及父母目前的婚姻状况，是否有分居、离异及死亡情况，同时应了解幼儿对家庭危机事件的反应。

(二)家庭及社区环境

家庭环境包括住房类型、居住面积、房间布局、安全性、居住问题(害虫、卫生条件差等)以及新近的家庭变迁等。社区环境资料包括邻里关系、学校位置、上学交通状况、娱乐空间、环境中潜在的危险因素等。

(三)父母的职业及教育状况

父母的职业包括目前所从事的工作、工作强度、工作地离住地的距离、工作满意度以及是否暴露于危险环境等,还应涉及家庭的经济、医疗保险状况。父母的教育状况,指教育经历、所掌握的技能等。

(四)文化及宗教特色

有关家庭文化传统及宗教信仰方面的信息对提供保健与护理指导也十分重要。这方面的评估应注重家庭的育儿观念、保健态度、饮食习惯等。

二、家庭功能评估

家庭功能涉及家庭成员之间彼此的影响力以及相互关系的质量,它是决定家庭健康的重要因素,其评估内容包括以下几个方面。

(一)家庭成员的关系及角色

家庭成员的关系是指他们之间的亲密程度,是否相互关心,有无偏爱、溺爱、冲突、紧张状态,能否使幼儿获得爱与安全;家庭角色是指每个家庭成员在家庭中所处的地位及所承担的责任。

(二)家庭中的权威及决策方式

育儿中父母的权力分工对家庭健康十分重要。因此,评估中应包括家庭问题如何决策以及谁具有决策权。

(三)家庭中的沟通交流

评估应包括父母是否鼓励子女与他们交流思想、孩子是否耐心倾听父母的意见、孩子是否愿意与父母探讨问题并分享感受;家庭是否具有促进孩子生理、心理和社会性成熟的条件,以帮助孩子完成社会化进程;与社会有无联系,能否从中获取支持。

(四)家庭保健功能

评估家庭成员有无科学育儿的一般知识,了解家庭其他成员的健康状况。

在健康评估过程中，幼儿管理人员要应用沟通技巧获得家长的信任，要注意保护隐私问题；态度应和蔼可亲，动作轻柔。同时，根据评估的结果进行综合分析、拟订保健与护理计划，更好地为幼儿的健康服务。

知识拓展

1985年，美国心理学家Icek Ajzen在理性行为理论的基础上加入知觉行为控制，提出了计划行为理论。其主要观点是：一个人的行为是受其对这种行为所持的态度、主观规范、知觉控制以及行为意向所决定的。个体行为受到个人的意志和行为意向以及个人能力、时间、金钱等实际条件的共同作用，当个体在已经足够充分的条件下，行为意向才能单独地决定行为。知觉行为控制变量可以直接反映所受的制约条件，进而对个体的行为进行预测，而预测的准确性则由个体知觉行为控制的真实度决定。同时，知觉行为控制也会直接影响个体的行为意向，进而对个体的行为产生作用。

计划行为理论

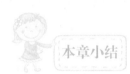

本章小结

本章从营养、家庭两个维度对幼儿健康进行评估。营养是幼儿生长发育、健康成长的物质基础，营养不良或营养缺乏将影响幼儿体格生长和智力发育，以及学习和工作能力，甚至增加成年后慢性病的危险。幼儿营养评估包括营养状况检查、膳食调查、健康史调查和机体营养水平的生化检测四个部分。家庭评估是幼儿健康评估的重要组成部分，包括家庭结构评估和家庭功能评估。

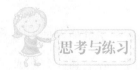

思考与练习

1. 营养状况常用评价指标有哪些？
2. 简述皮下脂肪测量的方法。
3. 如何对幼儿进行家庭功能评估？

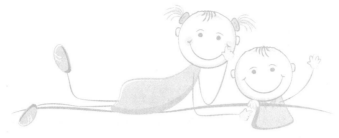

第七章　幼儿常见疾病的保健与护理

学习目标

1. 了解幼儿常见疾病的病因。
2. 熟悉幼儿常见疾病的临床表现。
3. 掌握幼儿常见疾病的保健与护理及意外伤害的防范。

学习重难点

　　通过对幼儿症状的观察与评估能初步判断幼儿所患疾病，并有针对性地给予健康指导和护理。

学习方法

1. 课前预习，拟出本章的知识结构。
2. 做好课堂笔记，加强课后练习与复习。
3. 联系实际案例理解记忆本章理论知识。
4. 矛盾（对比）学习法：将不同疾病的临床表现和保健护理进行对比学习。

1. 讲授法：制作 PPT 讲授各种常见病的病因、临床表现、保健与护理。
2. 案例教学与课堂讨论法：设计不同疾病的案例，引导学生在课堂上进行讨论、分析和评估，从而掌握知识要点。
3. 临床见习法：安排学生到医院见习，理论联系实际，加深理解，促进学习。

　　阴阳者，数之可十，推之可百，数之可千，推之可万，万之大，不可胜数，然其要一也。天覆地载，万物方生，未出地者，命曰阴处，名曰阴中之阴；则出地者，命曰阴中之阳。阳予之正，阴为之主。故生因春，长因夏，收因秋，藏因冬，失常则天地四塞。阴阳之变，其在人者，亦数之可数。

——《黄帝内经·素问·阴阳离合论》

第一节　幼儿常见营养性疾病

一、缺铁性贫血

　　缺铁性贫血是由于体内铁缺乏导致血红蛋白合成减少，临床上以小细胞低色素性贫血、血清铁蛋白减少和铁剂治疗有效为特点的贫血症。本病以 6 个月至 2 岁幼儿最多见，严重危害幼儿健康，是我国重点防治的小儿常见病之一。

　　体内缺铁可分为三个阶段：第一阶段为"铁减少期"，该阶段体内储存铁减少，血清铁浓度下降，无临床症状；第二阶段为"红细胞生成缺铁期"，即血清铁浓度下降，运铁蛋白浓度降低和游离原卟啉浓度升高，但血红蛋白浓度尚未降至贫血标准，处于亚临床阶段；第三阶段为"缺铁性贫血期"，此时血红蛋白和红细胞比积下降，开始出现缺铁性贫血的临床症状。

（一）病因

　　缺铁性贫血是由于缺乏合成血红蛋白的铁及蛋白质，血液中血红蛋白的浓度低于正常值所致。缺铁的原因主要有：

（1）先天不足。如早产、双胎等幼儿体内储存的铁少，且出生后发育迅速而出现贫血。

（2）饮食缺铁。幼儿长期以乳类为主食，特别是牛奶，导致摄入铁少。

（3）幼儿严重偏食、挑食，摄入铁不足。

（4）饮食缺铜、锌、维生素 C，影响机体对铁的吸收利用。

（5）受疾病影响，如长期腹泻，使机体对铁、蛋白质等营养吸收利用差。

（6）长期少量失血，如钩虫病、鼻衄等，使体内铁丢失过多，造成贫血。

（二）主要表现

本病发病缓慢，其临床表现随病情轻重而不同。

（1）一般表现：皮肤、黏膜逐渐苍白，以唇、口腔黏膜及甲床较明显。患儿易疲乏、不爱动，年长儿出现头晕、眼前发黑、耳鸣等。

（2）髓外造血表现：由于髓外造血，肝、脾可轻度肿大；年龄越小，病程越久，贫血越重，肝脾肿大越明显。

（3）消化系统表现：食欲减退，少数有异食癖（如嗜食泥土、墙皮、煤渣等）；可有呕吐、腹泻；可出现口腔炎、舌炎或舌乳头萎缩；重者可出现萎缩性胃炎或吸收不良综合征。

（4）神经系统表现：表现为烦躁不安或食欲不振、精神不集中、记忆力减退，智力多数低于同龄儿。

（5）心血管系统表现：明显贫血时心率增快，严重者心脏扩大甚至发生心力衰竭。

（6）其他表现：因细胞免疫功能降低，常合并感染。可因上皮组织异常而出现反甲。

（三）保健与护理

做好健康教育工作，使全社会尤其是家长认识到缺铁对幼儿的危害性，使防缺铁成为幼儿保健的主要内容。

（1）提倡母乳喂养，因母乳中铁的吸收利用率较高。

（2）做好喂养指导，不论是母乳喂养还是人工喂养的婴儿，均应每天添加含铁丰富且吸收率高的辅助食品，如瘦肉、内脏、血、鱼等，并注意合理搭配。如喂养鲜牛乳，必须加热处理以减少牛奶过敏的情况。

（3）婴幼儿食品（谷类品、牛奶制品等）应加入适量铁剂加以强化。

（4）对于早产儿可自 2 个月左右给予铁剂，预防缺铁性贫血。

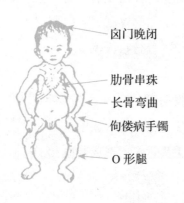

囟门晚闭

肋骨串珠

长骨弯曲

佝偻病手镯

O 形腿

图 7-1 营养性维生素 D 缺乏性佝偻病

二、营养性维生素 D 缺乏性佝偻病

营养性维生素 D 缺乏性佝偻病是由于幼儿体内维生素 D 不足使钙缺失、代谢紊乱而出现的一种以骨骼病变为特征的慢性营养性疾病（见图 7-1）。

（一）病因

1. 母亲妊娠期维生素 D 不足

特别是妊娠后期维生素 D 不足，如严重营养不良、肝肾疾病、慢性腹泻，以及早产、双胎均可使婴儿体内维生素 D 贮存不足。

2. 日照不足

维生素 D 在婴幼儿饮食中含量很少，主要由皮肤中的 7-脱氢胆固醇吸收紫外线后转化而来。因紫外线不能通过玻璃窗，婴幼儿被长期留在室内活动，导致内源性维生素 D 生成不足。大城市的高大建筑可阻挡日光照射；大气污染如烟雾、尘埃可吸收部分紫外线；气候的影响，如冬季日照短、紫外线较弱，亦可影响部分内源性维生素 D 的生成。

3. 生长速度快，需要增加维生素 D

如早产及双胎婴儿出生后生长发育快，需要维生素 D 多，且体内贮存的维生素 D 不足，也易患佝偻病。重度营养不良的幼儿生长迟缓，患佝偻病者不多。

4. 食物中补充维生素 D 不足

因天然食物中含维生素 D 少，即使纯母乳喂养，若户外活动少也容易患佝偻病。

5. 疾病影响

胃肠道或肝胆疾病影响维生素 D 吸收，如婴儿肝炎综合征，慢性腹泻，肝、肾严重损害等。

（二）主要表现

营养性维生素 D 缺乏佝偻病主要表现在神经、精神症状和骨骼的变化等方面。

1. 神经、精神症状

神经、精神症状为佝偻病初期的主要表现，可持续数周至数月，表现为多汗、夜惊、易激怒等，特别是入睡后头部汗多，与气候无关。由于汗液刺激，患儿经常摇头擦枕，形成枕秃或环形脱发。

2. 骨骼的变化

骨骼的变化与年龄、生长速率及维生素 D 缺乏程度等因素有关。

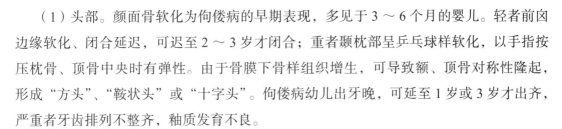

（1）头部。颜面骨软化为佝偻病的早期表现，多见于 3 ～ 6 个月的婴儿。轻者前囟边缘软化、闭合延迟，可迟至 2 ～ 3 岁才闭合；重者颞枕部呈乒乓球样软化，以手指按压枕骨、顶骨中央时有弹性。由于骨膜下骨样组织增生，可导致额、顶骨对称性隆起，形成"方头"、"鞍状头"或"十字头"。佝偻病幼儿出牙晚，可延至 1 岁或 3 岁才出齐，严重者牙齿排列不整齐，釉质发育不良。

（2）胸部肋骨串珠。在肋骨与肋软骨交界区呈钝圆形隆起，外观似串珠，以第 7 ～ 10 肋最为显著；也可向内隆起压迫肺而导致局部不张，易患肺炎。

（3）胸廓畸形。1 岁以内的患儿肋骨软化，胸廓因受膈肌收缩而内陷，呈现沿胸骨下缘水平的凹沟，称为赫氏沟；2 岁以上幼儿可见"鸡胸"，如剑突区内陷，则形成"漏斗胸"。

（4）四肢及脊柱。由于骨骼软化，上下肢均可因承重而弯曲变形。婴儿爬行时可发生上肢弯曲，较大的幼儿站立、行走时发生下肢变曲则出现"O"形腿或"X"形腿；脊柱受重力影响可发生侧向或前后向弯曲，严重的佝偻病患儿可能发生骨折。另外，长骨干骺端肥大，以腕部明显，桡骨、尺骨端呈钝圆形隆起，类似"手足镯"。

3.其他表现

佝偻病患儿一般发育不良、神情呆滞、条件反射建立缓慢且不巩固，能直立行走的时间也较晚。由于低血钙，6 个月以下的小儿常出现肌痉挛或手足搐搦，更大些的幼儿可有骨痛、骨变形等表现。由于胸廓畸形，呼吸运动受限制，患儿容易继发肺部感染。这类患儿也常见消化系统的功能障碍。

（三）保健与护理

营养性维生素 D 缺乏性佝偻病是自限性疾病，一旦婴幼儿有足够时间户外活动，就可以自愈。有研究证实，日光照射和生理剂量的维生素 D（400IU）可治疗佝偻病。因此，目前认为确保幼儿每日获得维生素 D 400IU 是预防和治疗的关键。

（1）孕妇应多进行户外活动，食用富含钙、磷、维生素 D 以及其他营养素的食物。妊娠后期每日适量补充维生素 D（800IU），有益于胎儿贮存充足的维生素 D，以满足生后一段时间生长发育的需要。

（2）本病预防的关键是进行日光浴与适量补充维生素 D。出生 1 个月后可让婴儿逐渐进行户外活动，冬季也要注意保证每日 1 ～ 2 小时户外活动时间；早产儿、低体重儿、双胎儿出生后 1 周开始补充维生素 D；夏季阳光充足，幼儿可在上午和傍晚户外活动。

（3）不要勉强佝偻病患儿长时间站立或行走，以防止下肢畸形。

三、单纯性肥胖症

单纯性肥胖症是由于长期能量摄入超过人体的消耗，使体内脂肪过度积聚，体重超过同性别、同身高参照人群均值的 20% 而导致的一种营养性疾病。幼儿时期的肥胖不仅影响其生理、心理的正常发育，而且可延续至成年时期，容易引起高血压、糖尿病、冠心病、胆石症、痛风等疾病。对本病的防治应引起社会及家庭的重视。

（一）病因

肥胖的病因除了遗传因素之外，主要有以下两个方面的原因：

（1）营养摄入过多。摄入的营养超过机体代谢需要，多余的能量便转化为脂肪贮存体内，导致肥胖。幼儿因精神因素也可能导致食欲亢进，进食过多或饮食中热量过多、食量大或吃零食多。

（2）活动量过少。即使摄食不多，但活动过少或缺乏适当的体育锻炼也可引起肥胖。肥胖儿大多不喜爱运动，容易形成恶性循环；城市中高楼的增加，手机、电脑、电视的普及，使幼儿的户外活动明显减少。

（二）主要表现

肥胖可发生于任何年龄，但最常见于婴儿期、5～6 岁和青春期，且男童多于女童。2 岁以上幼儿肥胖判断方法有两种：一种是体重指数（BMI），BMI 是体重（kg）除以身长（高）的平方（m²）；另一种是身高（身长）标准体重法。

（1）患儿食欲旺盛且喜吃甜食和高脂肪食物。明显肥胖儿常有疲劳感，用力时气短或腿痛；严重肥胖儿由于脂肪过度堆积限制了胸廓和膈肌运动，使肺通气量不足、呼吸浅快，造成低氧血症、气急、发绀、红细胞增多、心脏扩大或出现充血性心力衰竭甚至死亡，称肥胖 - 换氧不良综合征。

（2）体格检查可见患儿皮下脂肪丰满，但分布均匀、腹部膨隆下垂。严重肥胖者可因皮下脂肪过多，胸腹部、臀部及大腿皮肤出现皮纹。

（3）因体重过重，患儿走路时双下肢负荷过重可致膝外翻和扁平足。

（4）女孩出现胸部脂肪堆积，男孩因大腿内侧和会阴部脂肪堆积，阴茎隐匿在阴阜脂肪垫中而常被误诊为阴茎发育不良。

（5）肥胖儿性发育通常较早，故最终身高常略低于正常小儿。

（6）由于怕被别人讥笑而不愿与其他小儿交往，故常有心理上的障碍，如自卑、胆怯、孤独等。

（7）根据肥胖的不同程度，幼儿可出现某些检测指标的异常，如血压、糖耐量、血糖、腰围、高密度脂蛋白（HDL）、低密度脂蛋白（LDL）、甘油三酯、胆固醇等。严重肥胖儿的超声波检查常有脂肪肝。

（三）保健与护理

（1）孕妇在妊娠后期要适当减少摄入脂肪类食物，防止胎儿体重增加过多。

（2）要宣传"肥胖不是健康"的观点，使家长摒弃"越胖越健康"的陈旧观念。

（3）运动疗法。适当的运动能促使脂肪分解、转化，促进肌肉发育。肥胖幼儿常因动作笨拙和活动后易累而不愿意锻炼，可鼓励和选择幼儿喜欢和有效、易于坚持的运动，如晨跑、散步、做操等，每天坚持运动至少30分钟，活动量以运动后轻松愉快、不感到疲劳为准。运动要循序渐进，如果运动后疲惫不堪、心慌气促以及食欲大增，均提示活动过度。

（4）控制饮食。幼儿正处于生长发育阶段，而减肥又需要长期坚持，故应采用低糖、低脂肪和高蛋白食谱。食物的体积在一定程度上会使幼儿产生饱腹感，应鼓励其多吃体积大、热能低的蔬菜类食物，萝卜、胡萝卜、青菜、黄瓜、番茄、莴苣、苹果、柑橘、竹笋等均可选择。良好的饮食习惯对减肥具有重要作用，如避免晚餐过饱、不吃夜宵和零食、减慢进食速度、细嚼慢咽等。

第二节　幼儿常见食物不良反应

食物不良反应是指由食物或食物添加剂引起的所有临床异常反应，包括食物过敏、食物不耐受和食物中毒，前两者合称为食物的非毒性反应。本节主要讲解食物过敏和乳糖不耐受。

一、食物过敏

（一）常见食物致敏原

引起食物过敏反应的主要抗原物为糖蛋白，分子量为10～60KD，少数分子量大于80KD。对致敏食物抗原分离纯化发现，牛奶中具有致敏潜力的蛋白质超过40种；花生、鸡蛋、鳕鱼、大豆中也有多种可诱发过敏的抗原存在。通常过敏性食物抗原对热和酶较稳定，但是经物理处理，如加热和加压仍可以在一定程度上减少其免疫原性。

婴幼儿90%的食物过敏与牛奶、鸡蛋、大豆、小麦、花生、鱼、虾、坚果类等8种食物有关。虽然大部分鸡蛋和牛奶过敏者可随年龄增长而有自愈趋势，但花生、坚果、海产品类过敏却可持续数年，甚至终身。此外，相近种类的食物可能产生交叉过敏反应（见表7-1）。

表7-1　可引起交叉过敏反应的食物

食物	交叉反应食物	食物	交叉反应食物
牛奶	马奶、羊奶等	虾	其他甲壳类
鸡蛋	各种禽蛋	小麦	其他谷物
大豆	绿豆等	花生	大豆、绿豆等
鳕鱼	鲭鱼、鲱鱼、鲽鱼等	—	—

（二）临床表现

食物过敏的表现多种多样且无特异性，常累及皮肤、消化系统、呼吸系统、心血管系统等；重者可致哮喘发作、休克甚至死亡。

1. 皮肤

有50%～60%食物过敏患儿会出现皮肤症状。皮肤过敏通常在摄入食物蛋白后几分钟至2小时内发生，表现为瘙痒、潮红、泛发性荨麻疹、口周或眼周的血管性水肿或红斑，严重时伴有呕吐、腹泻、腹绞痛、呼吸困难、喘息、低血压甚至过敏性休克的全身反应。此外，特应性皮炎也是幼儿食物过敏的常见表现。6月龄内婴儿中重度特应性皮炎应考虑可能与食物过敏有关；其中，鸡蛋是特应性皮炎患儿最常见的过敏原，其次是牛奶蛋白。

2. 消化系统

消化系统在食物过敏中的主要反应为：拒食、呕吐、腹痛、慢性腹泻/便秘、生长发育迟缓、胃肠道出血、缺铁性贫血、低蛋白血症、肛周皮疹等。此外，部分婴幼儿的肠绞痛、便秘、食管炎、胃食管反流、肠易激综合征等表现也可能与食物过敏有关。

3. 呼吸系统

食物过敏常见的呼吸系统表现包括鼻痒、流涕、中耳炎、慢性咳嗽和喘息等，严重者可出现急性喉水肿或气道阻塞，而这些表现通常并不独立存在。此外，牛奶蛋白过敏可引起过敏性肺部疾病——海纳斯综合征，主要特征为反复的肺部浸润伴慢性咳嗽。

4. 心血管系统

食物过敏在心血管系统方面的表现多见于年长儿，甚至可出现全身严重过敏反应。

出现血压下降及心律失常等表现者称为严重过敏反应，重者出现过敏性休克或死亡。

（三）保健与护理

食物过敏常会随年龄增长而出现耐受，若食物过敏反应明显，应及时到医院就诊。

1. 完全回避致敏食物

所有引起过敏反应的食物均应从饮食中完全排除，是目前避免食物过敏唯一有效的方法。由于食物过敏随年龄增长有自愈的可能，故应定期进行监测，建议 3 ～ 6 个月进行重新评估以调整回避性饮食调理方案及时间。对于有过敏性休克家族史或过敏严重表现的幼儿，饮食回避的时间应适当延长。

在严格饮食回避过程中，应由医生及营养师共同对患儿的体格及营养进行监测，制定幼儿的最佳饮食方案；同时家长应阅读商品上的饮食成分表，避免不必要的意外摄入造成严重后果。单一的鸡蛋、大豆、花生、坚果及海产品过敏者，因其并非营养素的主要来源，且许多其他食物可提供类似的营养成分，故回避不会影响婴幼儿营养状况。对多种食物过敏的幼儿，应在营养师的指导下选用低过敏原饮食，如谷类、肉类、黄瓜、菜花、梨、香蕉、菜籽油等，仅以盐及糖作为调味品；同时应密切观察摄食后的反应，以减少罕见食物过敏的发生。

食物过敏幼儿，尤其是曾发生过严重全身过敏反应者，应随身携带包含过敏食物的处理方法及联系人等信息的救助卡片，便于及时处理。

2. 采用食物替代品

对于牛奶蛋白过敏的婴幼儿，采用恰当的食物替代非常重要。人乳喂养的牛奶蛋白过敏婴儿，建议继续人乳喂养，但母亲应回避含牛奶蛋白的食物。由于牛奶回避可能影响母亲的营养素（如钙）摄入，故哺乳期母亲也应补充钙营养，定期进行营养评估。非人乳喂养的牛奶蛋白过敏婴儿，可选用氨基酸配方或深度水解蛋白配方。氨基酸配方不含牛奶蛋白，理论上是牛奶过敏婴儿的理想食物替代品。因深度水解蛋白配方口感较好，价格易被家长接受，同时超过 90% 的幼儿可以耐受，故一般建议首先选用深度水解蛋白配方粉。若幼儿不能耐受深度水解蛋白配方粉或为多种食物过敏时，可改用氨基酸配方粉。对于过敏症状严重者、食物蛋白介导的肠病患者等出现生长障碍时，建议首选氨基酸配方粉（要素饮食）。由于可能同时存在大豆过敏反应以及大豆的营养成分不足，一般不建议选用豆蛋白配方进行治疗。当考虑经济原因时，6 月龄以上幼儿且无豆蛋白过敏者可选用豆蛋白配方替代，不建议采用如羊乳、驴乳等其他兽乳替代。

二、乳糖不耐受

乳糖不耐受是指由于小肠黏膜缺乏乳糖酶，导致乳糖消化吸收障碍而产生腹胀、腹痛及腹泻等一系列表现。

（一）临床表现

完全乳糖酶缺乏很罕见，部分缺乏者发生临床症状与多种因素有关，如乳糖酶活性水平、乳糖摄入量、胃肠道转运及结肠菌群代谢乳糖的能力。

新生儿先天性乳糖酶缺乏可于哺乳后 1 ～ 2 小时即出现以腹泻为主的症状，伴有腹胀、肠鸣音亢进，重者出现呕吐、失水、酸中毒。大便常为水样、泡沫状，呈酸性。继发性乳糖酶缺乏多于摄入一定量乳糖后 30 分钟至数小时内出现恶心、腹胀、腹痛、腹泻等现象。水样腹泻是婴幼儿期的主要症状，可表现为急性、严重腹泻，粪便常呈水样，可明显失水，并伴有恶心、呕吐、腹胀和腹痛。严重或长时间的腹痛或腹泻等会影响幼儿生长发育，甚至导致营养不良或机体的水电解质酸碱平衡紊乱，也会相互影响并形成恶性循环。在年长儿和成人表现上不典型，虽然腹泻为水样，但可以间歇性或以腹部绞痛、腹胀为主要表现。

（二）饮食管理

饮食管理是指限制饮食中的乳糖含量，并以适当替代食物保证营养。

1. 调整饮食中乳糖含量

人群中能耐受摄入的乳糖量具有个体差异。部分学者推荐从小量开始逐渐增加食物中乳糖含量，以能耐受为度，提供部分支持幼儿生长发育的营养成分。

2. 无乳糖配方替代

无乳糖配方粉以麦芽糖糊精为碳水化合物来源，易于消化吸收，渗透性低，降低肠黏膜对高渗透性食物的敏感性，有利于减轻腹泻症状。同时，无乳糖配方能保证蛋白质的足量供应和良好利用，但不宜长期使用。

3. 补充乳糖酶

在牛奶中加入乳糖酶，经过一定时间和温度的消解，利用乳糖酶分解乳糖，达到降低乳糖的目的。

4. 发酵乳及益生菌

发酵乳是通过在牛奶中加入保加利亚乳杆菌和嗜热链球菌，利用乳酸的发酵作用制成。在活菌的 β 半乳糖苷酶作用下，牛奶中 25% ～ 50% 的乳糖在发酵过程中被乳酸菌分解，使酸奶中的乳糖水平降低。

第三节 幼儿常见传染病

传染病是指由病原微生物感染人体后产生的有传染性、在一定条件下可造成流行的疾病。由于幼儿生长发育不完善，免疫功能较差，容易受到病原体的感染而发生传染病。常见的传染病主要有手足口病、人感染高致病性禽流感、水痘、麻疹、急性结膜炎、流行性腮腺炎等。

一、传染病基本知识

（一）传染病的特点

1.病原体

病原体包括微生物（如细菌、病毒、真菌等）和寄生虫（包括原虫和蠕虫）两大类。每种传染病都有其特异的病原体，如麻疹的病原体是麻疹病毒，肺结核的病原体是结核杆菌，疟疾的病原体是疟原虫。

2.传染性

所有传染病都具有一定的传染性，引起不同传染病的病原体的种类和数量不同，感染的轻重和流行程度也不一样。当病原体感染力超过人群的免疫力时，就可在一定的时间和地区内流行。

3.免疫性

由于病原体的毒性不同，不同的传染病在感染后获得的免疫程度也不一样。有的传染病病愈后可获终身免疫，如麻疹、水痘；有的传染病免疫时间较短，痊愈后可再次感染，如流感；还有的传染病在感染未愈的同时，若再接触同样的病原体，仍可重复感染、加重病情，如血吸虫病。

4.规律性

从病原体侵入机体致病至病情恢复，病程发展具有一定的规律性，一般会经过4个阶段。

（1）潜伏期。潜伏期是从病原体侵入机体至最初出现症状的这段时间。潜伏期的长短因病原体的种类、数量、毒力及人体免疫力的不同而不同，如感冒为数小时，麻疹为数日，麻风病可达数年。

（2）前驱期。病原体不断生长繁殖、产生毒素，引起患者发热、乏力、头痛等全身反应，这段时期称为前驱期，此期病人已具有传染性。有的患者感染较重、发病急骤，可不出现前驱期。

（3）症状明显期。此期间患者逐渐表现出所患传染病的特有症状，如麻疹患者表现出口腔黏膜斑。

（4）恢复期。恢复期主要症状逐渐消失，各项生理功能和组织损伤逐渐恢复，但病情有时会恶化，甚至发生并发症。

（二）传染病发生和流行的三个基本环节

1. 传染源

传染源是指体内有病原体生长、繁殖并能排出病原体的人或动物。传染源分为三类：（1）患者；（2）病原携带者；（3）受感染的动物。

2. 传播途径

传播途径是指病原体由传染源体内侵入他人体内所经历的路径。

（1）空气飞沫传播。这是呼吸道传染病常见的传播方式。病原体随着病人或携带者说话、咳嗽、打喷嚏、吐痰等产生的飞沫散布到空气中，使他人吸入即可受感染。麻疹、流感、肺结核等，即以该种方式进行传播。

（2）经口传播。这是消化道传染病常见的传播方式。被病原体污染了的食物或饮用水，经口进入食用者体内，食用者即被感染，如甲肝、细菌性痢疾。

（3）虫媒传播。病原体通过媒介昆虫（如蚊子）直接或间接进入易感者体内造成感染，如蚊虫传播乙型脑炎。

（4）接触传播。接触传播包括直接传播和间接传播。传染源与易感者之间的直接传播，如狂犬病、破伤风等；由传染源污染的日常用品如毛巾、衣被、食具等导致的间接传播，如公用毛巾可传播沙眼、红眼病、脓疱疮。

（5）医源性传播。医源性传播是医务人员在检查、治疗或实验室操作过程中造成的传播，如血液透析机消毒不严格可造成丙肝传播。

（6）母婴垂直传播。母婴垂直传播是指母婴之间经胎盘、产伤、哺乳等途径由母亲直接传播给婴儿的方式，如乙肝母亲将乙肝病毒传给新生儿。

3. 易感人群

易感人群是指对某种传染病缺乏特异性免疫力，受感染后容易发生该病的人群。某种传染病的易感人群越多，越容易导致该病的流行，经过计划免疫接种可降低人群对该病的易感率。易感人群主要包括小孩、老人、体质虚弱和慢性病患者。

（三）传染病的预防

1. 控制传染源

控制传染源应该做到"四早"——早发现、早报告、早隔离、早治疗。对于已经确诊的患者，要尽早隔离；对隐形感染者和携带者要进行临床观察；被感染的动物，像牛羊、鸡鸭等能够带来经济效益的应当尽力治疗，无法治愈的在宰杀后也要进行消毒处理；像蟑螂、苍蝇、蚊子等害虫则要毫不留情地消灭。

呼吸道传染病的
预防

2. 切断传播途径

各种传染病都有其特有的传播方式，像呼吸系统传染病一般都是经过空气中的飞沫传播，如新型冠状病毒肺炎，可以让人们戴上口罩，尽量少去人多的公共场所；消化系统传染病多是经过粪便或是直接接触病人分泌物而感染上的，像痢疾、蛔虫病，这就要督促人们勤洗手，不要随意接触病人的物品等。

3. 保护易感人群

平时可以靠加强营养、锻炼身体来提高免疫系统的抵抗力，但是对于传染病来说，最有效果的还是进行预防接种。

二、幼儿常见的传染病

（一）手足口病

手足口病是一种常见的多发性传染病，以婴幼儿发病居多，主要是由肠道病毒引起的。

1. 病因及流行病学

引发手足口病的肠道病毒有 20 多种，其中以柯萨奇病毒 A16 型和 EV71 型最为常见，其感染部位是包括口腔在内的整个消化道，主要通过污染的食物、饮料、水果等经口进入体内，并在肠道增殖。手足口病感染的主要是 5 岁以下的幼儿，3 岁以下是比较严重的高发年龄段。

手足口病传播途径多，主要通过密切接触病人的粪便、疱疹和呼吸道分泌物（如打喷嚏的飞沫等）及被污染的手、毛巾、手绢、玩具、餐具、奶瓶、床上用品等而感染。一般情况下，在幼儿园或者大型游乐场里，如果有手足口病的孩子玩过的玩具，第二个孩子接着玩，就有可能被感染。手足口病的流行季节主要是从每年的 5 月开始，随着天气的转暖会越来越多，一直持续到 10 月初，5 ~ 7 月为高发期。

2. 主要表现

（1）发热。

（2）手掌心、脚掌心出现斑丘疹和疱疹，周围皮肤发红。

（3）口腔黏膜出现疱疹或溃疡，疼痛明显。

（4）咳嗽、流涕、食欲不振、恶心、呕吐和头疼等。

（5）部分患儿病情较重者可并发脑炎、脑膜炎、心肌炎、肺炎等。

3. 保健与护理

（1）养成良好的卫生习惯与饮食习惯，饭前、便后要用肥皂或洗手液洗手，不喝生水，不吃生冷食物。

（2）做好卫生清洁工作，避免带孩子去人流量大的公共场所，不跟患儿接触。

（3）室内外通风，勤晒衣被。每天对孩子的玩具、生活用品及个人用品进行及时清洗和消毒。

（4）补充营养，注意营养搭配，增强孩子免疫力。多晒太阳，并保证孩子充足的睡眠。

（5）幼儿园做好晨检工作，发现疑似患儿要及时隔离，以免在学校内引起传播。

（二）人感染高致病性禽流感

禽流感是禽流行性感冒的简称，是由甲型禽流行性感冒病毒引起的一种禽类传染病，被国际兽疫局定为乙类传染病，又称真性鸡瘟或欧洲鸡瘟。人感染禽流感，是由禽流感病毒引起的人类疾病。

1. 病因及流行病学

人感染禽流感潜伏期一般为 3～4 天。根据致病性的不同，可以分为高致病性禽流感、低致病性禽流感和无致病性禽流感。如表现为轻度的呼吸道或消化道症状，则病死率较低；如为较严重的全身性、出血性、败血性症状，则病死率较高。症状的不同主要是由禽流感病毒的毒力所决定的。传染源可能为携带禽流感病毒的禽类，可经呼吸道传播或密切接触感染禽类的分泌物或排泄物而被感染，或通过接触病毒污染的环境传播至人，也不排除有限的非持续的人传人。高危人群是在发病前 1 周内接触过禽类者，幼儿是禽流感的易感人群。禽流感病毒在 70℃时可以被灭活。

2. 主要表现

禽流感患者一般表现为流感样症状，如发热、咳嗽、少痰，可伴有头痛、肌肉酸痛、腹泻等全身症状。禽流感重症患者病情发展迅速，多在 3～7 天出现重症肺炎，体温大多持续在 39℃ 以上，呼吸困难，可伴有咯血痰；并可快速进展为急性呼吸窘迫综合征、脓毒症、感染性休克，甚至多器官功能障碍，部分患者可出现纵膈气肿、胸腔积液等。

3. 保健与护理

采取手部卫生、呼吸卫生、食品卫生等健康行为是防止传染的关键方法。

（1）手部卫生。世界卫生组织建议，在准备食物前、中、后，吃东西之前，使用卫生间之后，处理动物或者动物排泄物后，手脏时及照顾家中病人时要洗手。当手部明显肮脏时，用肥皂和流水清洗；如非明显肮脏，用肥皂和水洗手或者使用含酒精的洁手液洗手。

（2）呼吸卫生。在咳嗽或打喷嚏时，用医用口罩、纸巾、袖子、肘部遮盖口鼻；用过的纸巾在使用后要尽快扔入有盖垃圾箱；在接触到呼吸道分泌物后采取手部卫生措施。

（3）食品卫生。卫生检疫部门应加强家禽、猪肉产品监管，避免病死家禽、猪肉产品流入市场。把生肉与熟肉或者即食食品分开以避免污染；生熟食品不应使用同一砧板及刀具。因禽流感病毒在食物的整体温度达到 70℃ 时被灭活，所以，食用正常处理和烹调的肉是安全的。食用生肉及未烹调的以血为原料的菜品是高危行为；不要食用生蛋或者半熟蛋；在处理完生肉后要用肥皂和水彻底洗手，为所有与生肉接触过的家用器皿清洗和消毒。

（4）免疫预防接种流感疫苗。预防禽流感最有效的根本措施是：易感人群和高危人群应在流感发生前 1 个月接种流感疫苗。

（5）保护易感人群。首先，对幼儿经常接触的物品必须经常清洁、消毒；教育幼儿避免触摸或近距离接触禽类及鸟类；养成好的卫生习惯，饭前一定要洗手，一旦不慎接触到禽鸟或其粪便后应立即洗手。其次，不饲养禽鸟，禽流感流行期间不能安排会接触到禽鸟的活动；保持集体活动场所的通风；如发现幼儿有咳嗽、发热等呼吸道感染症状，应让其戴上口罩并立即去医院就诊。最后，经常进行禽流感及其他传染病的预防知识教育，增强幼儿健康意识；可注射流感疫苗主动预防。

（三）水痘

水痘是以全身出疱疹为特征的急性传染性皮肤病，多见于幼儿，具有高度的传染性，易造成小区域流行，愈后可获终身免疫。

1. 病因及流行病学

水痘是由水痘－带状疱疹病毒引起的原发感染，潜伏期为 12～21 天，平均为 14

天。水痘发病较急，整个病程短则一周，长则数周。水痘皮疹数量较多，数百至数千个不等。水痘一般首先出现于面部、头皮和躯干，呈向心性分布，以发际、胸背较多，四肢面部较少，手掌足底偶见。鼻、咽、口腔、外阴等部位的黏膜亦可发疹。皮疹出现时仍伴有不同程度的全身症状，但往往较出疹前减轻。发热一般随着出疹的停止逐渐下降至正常。皮疹有痒感，有时因剧痒使患者烦躁不安。黏膜处皮疹易破溃成溃疡，常伴有疼痛。水痘发疹经历斑疹、丘疹、疱疹及结痂四个阶段。初为红斑疹，数小时后变为深红色丘疹，再经数小时后变为疱疹。典型疱疹呈卵圆形，壁薄易破，周围绕以红晕，疱疹之间有正常皮肤。疱液初透明，后渐转混浊，甚至于呈脓疱样外观；也可因患者搔抓致继发化脓性感染而形成典型的脓疱，并因此导致全身症状加重。若未发生化脓性感染，自疱疹形成后 1 ～ 2 天，就开始从疱疹中心部位枯干结痂；再经数天，痂壳即自行脱落，约 2 周脱尽。由于疱疹损害表浅，故愈后大都不留瘢痕。水痘皮疹分批发生，在前一批皮疹损害逐步演变愈合的过程中，新的一批疱疹又次第出现，同一部位常常可见到各阶段的皮疹。随着患者体内免疫力的逐渐增强，皮疹逐渐减少。最后一批出现的皮疹可在斑丘疹期即停止发展，并就此消退，随后患者痊愈。

2. 主要表现

水痘以发热及皮肤和黏膜成批出现周身性红色斑丘疹、疱疹、痂疹为特征，皮疹呈向心性分布，主要发生在胸、腹、背，四肢很少。前驱期有低热或中度发热、头痛、肌痛、关节痛、全身不适、食欲不振、咳嗽等表现。

3. 保健与护理

水痘为良性自限性疾病。幼儿患水痘后应隔离，注意护理，预防并发症。发热可卧床休息，口服抗组胺药可控制剧烈瘙痒。有高热者可酌情给予退热剂。

（1）给予水痘患者易消化及营养丰富的流质及半流质饮食。患者宜饮绿豆汤、银花露、小麦汤、粥、面片、龙须鸡蛋面等；多食新鲜的水果和蔬菜，以补充体内的维生素；宜多饮开水。

（2）隔离水痘患儿。水痘患儿传染性很大，患儿的隔离期应自出疹开始到出疹后 6 天，或隔离至全部水痘疱疹干燥结痂为止，此前不得入托或入学；亦不应出门与其他儿童玩耍接触，并防止与易感孕妇接触；宜保持皮肤清洁，防止小儿抓皮肤，可用炉甘石擦剂止痒。患儿用品应消毒。

（3）加强公共场所的通风换气或空气消毒；接触患儿后要彻底洗手。

（4）对于未感染过水痘－带状疱疹病毒的孕妇、幼儿与免疫功能低下者，应根据不同情况采取适当的免疫保护措施，注射免疫球蛋白或减毒疫苗，避免发生胎儿畸形或重症水痘感染。

(四)麻疹

麻疹是麻疹病毒引起的急性呼吸道传染病。此病传染性极强，多发于冬春季，主要经空气、飞沫直接传播，也可经接触被污染的生活用品传播，在短时间、短距离起到传播作用，引起感染。

1. 病因及流行病学

麻疹是一种传染性很强的急性病毒传染病，由麻疹病毒引起，主要通过前驱期和出疹早期病人鼻、咽、口的飞沫传染，也可通过空气中的飞沫传播。传染期从出疹前 2 ~ 4 天持续到出疹后 2 ~ 5 天。皮疹消退时病毒已从鼻咽部分泌物中消失。在疹后出现轻度脱屑时，已不再具有传染性。在广泛进行计划免疫接种之前，麻疹每 2 ~ 3 年流行一次，其间伴有地区性小流行。现在，麻疹暴发常见于以前接受过疫苗的少年和青年及未接受过疫苗的幼儿。母亲患过麻疹的婴儿，从母体获得的被动免疫差不多能维持一年，一年后易感性增高。患一次麻疹后能终身免疫。

2. 主要表现

（1）潜伏期。小儿麻疹潜伏期一般为 10 ~ 14 天，潜伏期内可有轻度发热。

（2）前驱期。前驱期也称发疹前期，一般为 3 ~ 4 天。患者有发热、咳嗽、鼻炎、结膜炎症状，颊或唇黏膜出现黏膜疹（Koplik 斑）和皮肤散在斑丘疹。

（3）出疹期。多在发热后 3 ~ 4 天出现皮疹。患者体温可突然升高至 40℃ ~ 40.5℃，皮疹开始为稀疏不规则的红色斑丘疹，疹间皮肤正常，始见于耳后、颈部、发际边缘，24 小时内向下发展，遍及面部、躯干及上肢，第 3 天皮疹累及下肢及足部，病情严重者皮疹常融合，皮肤水肿，面部浮肿变形。大部分皮疹压之褪色，但亦有出现瘀点者。

（4）恢复期。小儿出疹 3 ~ 4 天皮疹开始消退，消退顺序与出疹时相同，食欲、精神等其他症状也随之好转。疹退后，皮肤留有糠麸状脱屑及棕色色素沉着，7 ~ 10 天痊愈。

3. 保健与护理

（1）在该病流行期间，尽量不要让孩子去公共场所，以减少感染机会，并按计划接种麻疹减毒活疫苗。

（2）对小儿麻疹患儿应早发现、及时隔离、及早治疗。隔离患儿不要出门，易感小儿不串门。

（3）室内温度要适宜，不可忽冷忽热，应保持空气新鲜，灯光要柔和，避免强光刺激眼睛。室内用艾条等进行空气消毒。

（4）给幼儿勤翻身和擦洗皮肤，注意清洁口、鼻和眼部；衣物宜在阳光下暴晒。

（5）供给患儿足够饮用水，在出疹期给予清淡、易消化食物，如稀粥、藕粥等；进入恢复期应及时适量添加营养丰富的食物。

（6）用鲜茅根、荸荠煮水当茶饮用。

（五）流行性感冒

流行性感冒简称流感，是流行性感冒病毒感染引起的急性呼吸道传染病。

1. 病因及流行病学

流感患者尤其是轻型者活动范围广泛，为主要传染源，通常经飞沫直接传播，起病3天内传染性最强，飞沫污染手、用具、衣物也可发生间接传染。人类对流感普遍易感，感染后获得对同型病毒的免疫力，一般仅维持8～12个月，不超过两年。幼儿及少年患此病者为多，5～20岁发病率最高。流感大多于冬末春初流行，在冬季流行时情况较重，热带则大多发生于雨季，大流行也可在夏季发生。流感病毒传播力强、易发生变异，当人群对变异株尚无免疫力时，可酿成世界性大流行。

2. 主要表现

流感潜伏期可由数小时至1～2天，起病急骤，有高热、畏寒、头痛、背痛、四肢疼痛、疲乏等症状，不久即出现咽痛、干咳、流鼻涕、眼结膜充血、流泪以及局部淋巴结肿大。患者体温可在38℃～41℃之间波动，高热幼儿可出现惊厥或抽搐。婴儿还可出现严重的喉、支气管炎伴黏稠痰液，甚至发生窒息，危及生命。

3. 保健与护理

流感的保健与护理同麻疹。

（六）急性结膜炎

急性结膜炎俗称"红眼病"，是由病毒或细菌引起的传染性眼病，以春夏季多见。

1. 病因及流行病学

急性或亚急性细菌性结膜炎又称"急性卡他性结膜炎"，俗称"红眼病"，传染性强，多见于春秋季节，可散发感染，也可流行于学校、工厂等集体生活场所。红眼病发病急，潜伏期为1～3天，两眼同时或相隔1～2天发病，发病3～4天时病情达到高潮，以后逐渐减轻，病程多数少于3周。最常见的致病菌是肺炎双球菌、金色球菌和流感嗜血杆菌。红眼病病原体可随季节变化，有研究显示，冬天主要是肺炎双球菌引起的感染，流感嗜血杆菌性结膜炎则多见于春夏时期。外源性急性结膜炎是由于结膜与外界有直接接触，因此容易受到周围环境中的感染性（如病毒、细菌、衣原体、真菌、变态

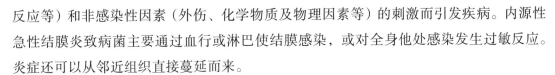

反应等）和非感染性因素（外伤、化学物质及物理因素等）的刺激而引发疾病。内源性急性结膜炎致病菌主要通过血行或淋巴使结膜感染，或对全身他处感染发生过敏反应。炎症还可以从邻近组织直接蔓延而来。

2. 主要表现

细菌性结膜炎以结膜充血明显，并伴有脓性分泌物为特征，同时有异物感，早上醒来时上、下眼睑被粘住，烧灼、刺痛，轻度畏光，分泌物可带血色，睑结膜上可见灰白色膜，此膜能用棉签擦掉，但易再生。病毒性结膜炎以结膜充血水肿、有出血点，并伴有水样或黏性分泌物为特征，同时伴有流泪、异物感。角膜可因细小白点混浊而影响视力，或引起同侧耳前淋巴结肿大，有压痛感。

3. 保健与护理

（1）急性结膜炎传染性强，应重视隔离消毒。要按医嘱及时用药；单眼患儿需采用侧卧位，即患眼在低位，以防止污染另一只眼；勿用手揉眼，滴眼液需一人一瓶，以防止交叉感染。

（2）急性结膜炎患儿需到医院就诊冲洗。用生理盐水或3%硼酸溶液洗眼、清除分泌物，再滴抗生素眼药水，不宜包扎，以保证分泌物从结膜中顺利引流。

（3）患儿洗手时需用流动水，滴用眼药前后均要用肥皂洗手两遍；用过的毛巾、手帕等个人用品要每日开水烫洗；生活用品勿与周围人员共用，切断传播途径。

（4）游泳时要戴防水眼镜，浴室洗澡时最好自带浴具。

（5）生活环境多风、尘埃、烟熏、热等刺激者，应在改善环境的同时加强戴镜等防护。

（6）饮食宜清淡，以具有清热、解毒作用的凉性、寒性或平性食品为宜，多吃富含优质蛋白、矿物质、维生素的食品。患病期间忌食辛辣、刺激食物，不喝咖啡、可可，不吃巧克力。

（七）蛔虫病

人蛔虫亦称似蛔线虫，是幼儿最常见的寄生虫病之一。成虫寄生于人体小肠，可引起蛔虫病，幼虫能在人体内移行引起内脏幼虫移行症或眼幼虫移行症。

1. 病因及流行病学

蛔虫是人体肠道内最大的线虫，成虫呈圆柱形，形似蚯蚓，活虫略呈粉红色或微黄色。成虫寄生于人体小肠，以肠内容物为食物，雌虫每天产卵可多达20万个，虫随粪便排出体外，在适宜环境条件下5～10天发育成熟即具感染性。虫卵被吞食后，虫卵中的胚幼破壳而出，穿入肠壁通过门静脉系统循环移行至肝脏，经右心进入肺泡腔，沿支气管、气管到咽部又重新被吞咽至小肠并逐步发育成熟为成虫。在移行过程中，幼虫也可随血流到达其他器官，一般不发育为成虫，但可造成器官损害。成虫有向别处移行和钻孔的习性，在人体不适（发热、胃肠病变等）或大量食入辛辣食物和服用驱虫药物、剂量不当等因素刺激下，蛔虫钻入开口于肠壁的各种管道，不仅可引起胆道蛔虫症、蛔虫性肠梗阻而且上窜阻塞气管、支气管造成窒息、死亡，也可能钻入阑尾或胰管引起炎症。

蛔虫病患儿是主要的传染源。雌虫存活时间为 1～2 年，产卵量极大，虫卵可在泥土中生存数月，并在 5℃～10℃可生存 2 年仍具感染力，是构成蛔虫易于传播的重要因素。生吃未经洗净且附有感染性虫卵的食物或用感染的手取食是主要的传染途径，虫卵也可随飞扬的尘土被吸入。

2. 主要表现

（1）虫卵移行至肺可引起蛔蚴性肺炎或蛔虫性嗜酸性粒细胞性肺炎（Loffer 综合征），表现为咳嗽、胸闷、血丝痰或哮喘样症状。严重感染时，幼虫可侵入脑、肝、脾、肾、甲状腺和眼，引起如脑膜炎、癫痫、肝肿大、肝功能异常、视网膜炎、眼睑水肿等。

（2）成虫寄生于肠道，以肠腔内半消化食物为食。轻者无任何症状，大量蛔虫感染可引起食欲不振或多食易饥、异食症；常有脐周腹痛，喜按揉，不剧烈；部分幼儿烦躁易惊或精神萎靡、磨牙；虫体的异种蛋白可引起荨麻疹、哮喘等过敏症状。感染严重者可造成营养不良，影响生长发育。

（3）并发症。1）胆道蛔虫症：是蛔虫病最常见的并发症。典型表现为阵发性右上腹剧烈绞痛、屈体弯腰、哭叫打滚、恶心、呕吐，可吐出胆汁或蛔虫。当发生胆道感染时，幼儿可出现发热、黄疸，蛔虫可直接窜入肝脏引起出血、脓肿或虫体钙化、胆道大出血、胆结石、胆囊破裂、胆汁性腹膜炎、急性出血性坏死性胰腺炎、肠穿孔等。2）蛔虫性肠梗阻：2 岁以下幼儿发病率最高，蛔虫在肠道内扭结成团，部分或完全梗阻肠道，造成肠梗阻。起病急骤，脐周或右下腹阵发性剧痛、呕吐、腹胀、肠鸣音亢进，腹部可扪及条索状包块。

3. 保健与护理

（1）每年定期给幼儿服用驱蛔药驱蛔。

（2）蛔虫病重在预防，应注意环境卫生、粪便无害化处理。

（3）普及卫生知识，注意饮食卫生和个人卫生，吃水果蔬菜一定要洗干净。讲究个人卫生，学前儿童进食前用肥皂、流动水洗手，勤剪指甲。

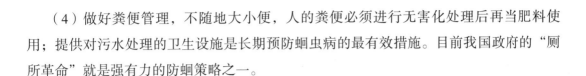

（4）做好粪便管理，不随地大小便，人的粪便必须进行无害化处理后再当肥料使用；提供对污水处理的卫生设施是长期预防蛔虫病的最有效措施。目前我国政府的"厕所革命"就是强有力的防蛔策略之一。

（八）蛲虫病

蛲虫病是由蛲虫寄生于人体小肠末端、盲肠和结肠所引起的一种常见寄生虫病，以夜间会阴部和肛门附近瘙痒为主要特征。

1. 病因和流行病学

蛲虫的成虫细小，呈乳白色线头状，寄生于人体的盲肠、结肠及回肠下段，雌虫向肠腔下段移行。当入睡时，肛门括约肌较松弛，雌虫从肛门爬出，受温度、湿度改变和空气的刺激大量排卵，然后大多数死亡，少数雌虫可再进入肛门、阴道、尿道等处，引起异位损害。虫卵在肛周约6小时发育成为感染性虫卵，当虫卵污染幼儿手指，再经食入口而导致感染。虫卵可散落在衣裤、被褥或玩具、食物上，经吞食或空气吸入等方式传播。蛲虫病常在集体儿童机构和家庭中传播流行，蛲虫病患儿是唯一的传染源。

2. 主要表现

蛲虫病最常见的表现是肛周和会阴皮肤强烈瘙痒和睡眠不安，局部皮肤可因搔抓而发生皮炎和继发感染，还可出现恶心、呕吐、腹痛、腹泻、食欲不振、焦虑不安、失眠、夜惊、易激动、注意力不集中等现象。

3. 保健与护理

（1）蛲虫成虫寿命仅1个月，如果采取严格的卫生措施，经1～2个月可自愈。患儿应穿封裆裤睡觉，以防散播虫卵及污染手，可在睡前用蛲虫药膏涂抹在肛门周围，早晨用温水洗净并换内裤，洗净消毒。

（2）培养幼儿良好卫生习惯，进食前洗手、不吸吮手指、勤换内裤。

（3）幼儿卧室宜采用湿式扫除，床单应常换洗，经常晾晒。

第四节　幼儿其他常见疾病

一、龋齿

龋齿是牙组织在以细菌为主的多种因素影响下，逐渐发生破坏和崩解的一种疾病，多发于幼儿时期。

（一）病因

幼儿引起龋齿主要是喝夜奶、吃甜食或不良的口腔卫生习惯所导致。残留在口腔中的食物残渣在乳酸杆菌的作用下发酵产酸，腐蚀牙釉质，就形成龋齿。

（二）主要表现

龋齿的病变过程比较缓慢，开始时牙釉质不光滑、色泽灰暗，容易堆积牙垢，而感觉不到疼痛；进一步破坏到牙本质时，则对冷、热、酸、甜等刺激都会感到疼痛；当龋洞扩大到牙髓时，会经常发生剧痛。龋齿不仅影响咀嚼能力，而且可诱发牙髓炎、齿槽脓肿，进而影响幼儿的营养摄入和生长发育。

（三）保健与护理

（1）定期检查牙齿。至少每半年检查一次，以便及时发现问题，及时矫治。

（2）培养幼儿早晚刷牙、饭后漱口的习惯。孩子长第一颗牙齿的时候就可以开始刷牙。指导幼儿学会正确的刷牙方法：顺着牙缝竖刷，刷上牙自上而下，刷下牙自下而上，磨牙里外要竖刷，咬合面横刷，刷牙时间不要太短，要将牙齿里外及牙缝都刷到。为幼儿选择头小，刷毛较软、较稀的儿童牙刷，每3个月左右更换一次。每次刷牙后将牙刷清洗干净、甩干，刷头向上，放在干燥的地方。

（3）教育幼儿不要咬坚硬的东西。

（4）幼儿饮食中要供应充足的钙。常吃富含纤维素的食物，如蔬菜、水果、粗粮等，可以清洁牙齿；每次吃完东西以后喝点水，尽量少喝饮料；限制蔗糖摄入频率，可用蔗糖替代品如木糖醇，能减少龋齿的发生。

（5）纠正不良习惯，预防牙齿排列不齐。用奶瓶喂奶，勿使瓶口压迫乳牙牙龈；不吸吮干橡皮奶头；纠正幼儿托腮、咬舌、咬唇、咬指甲、吮手指等不良习惯，以避免影响颌骨的正常发育。若乳牙不及时掉落而影响恒牙萌出，应及时拔除滞留的乳牙，以保证恒牙正常萌出。

二、急性化脓性中耳炎

急性化脓性中耳炎是中耳黏膜急性化脓性炎症。年龄越小，发病率越高，多发于冬春季节。幼儿耳的特点：（1）外耳道壁尚未完全骨化。幼儿的耳正在发育过程中，5岁前，外耳道壁还未完全骨化和愈合，直到10岁左右，外耳道壁才骨化完成，12岁左右听觉器官才发育完全。（2）咽鼓管相对比较短且位置平直、管径较粗，当咽、喉和鼻腔受感染后，病菌易侵入中耳，引起中耳炎。（3）耳蜗的感受性较强。幼儿耳蜗的感受性比成人强、听觉比成人敏锐，对噪声敏感，当声音达到 60 分贝时，就会影响睡眠和休息。因此，平时须减少环境中的噪声，防止影响幼儿听力。

（一）病因

当患急性上呼吸道感染或急性传染病如猩红热、麻疹、百日咳等病时，不正确的捏鼻鼓气或擤鼻涕、游泳、跳水，不恰当的咽鼓管吹张或鼻腔治疗等，可将致病菌及鼻腔分泌物等逆行进入中耳腔而引起感染。此病的感染途径有：（1）咽鼓管途径：细菌经咽鼓管入侵中耳，这是化脓性中耳炎最常见的感染途径；（2）鼓膜途径：细菌经鼓膜损伤处直接侵入中耳；（3）血行途径：细菌随血流侵入中耳腔，继发感染。

（二）主要表现

细菌进入中耳腔后，炎症刺激使中耳腔黏膜充血、肿胀，出现脓性分泌物，鼓室压力增大，鼓膜受压，出现局部组织坏死并穿孔、流脓。幼儿可有烦躁不安、摇头抓耳、耳痛明显症状，伴有发热、畏寒、乏力和食欲下降等。

（三）保健与护理

（1）遵医嘱使用药物控制炎症，切勿停药过早，力求彻底治愈。

（2）体弱者适当调节饮食和增加营养，还可注射丙种球蛋白、转移因子等增强免疫力，减少中耳炎的发病率或提高治愈率。

（3）劳逸结合，多饮水，积极治疗上呼吸道感染。

（4）使用正确的擤鼻方法：用手指按住一侧鼻孔再擤另一侧，两侧交替擤，不可太用力，更不要按住两个鼻孔同时擤，以免鼻腔分泌物经咽鼓管进入中耳。

（5）母亲给孩子哺乳时，需采取正确的姿势；不要让幼儿躺着进食、喝水，以防止食物或水进入外耳道。

（6）乘坐高层电梯或飞机时，尽量减少气压的急剧变化，可咀嚼食物或口香糖来调节内耳气压。

（7）尽量避免在不干净的水中游泳、跳水。若在洗头、游泳时污水进入外耳道，可将头偏向进水一侧，单脚跳几下，将水控出。

（8）避免随意挖耳，以免破坏鼓膜而引起中耳感染。

三、近视

在眼调节静止的状态下，平行光线经眼的屈光系统，成像于视网膜前称近视。近年来，由于手机、电脑等电子产品普及，中小学生课内外负担加重等因素，"小眼镜"越来越多，成为困扰少年儿童、家庭、学校及社会的重大公共卫生问题。

幼儿眼球的特点：（1）眼球的前后径较短，物体成像于视网膜的后面，这种现象称为生理性远视。随着眼球的发育，眼球的前后径逐渐增长，一般到 5 岁左右，生理性远视就逐渐转变为正常视力。（2）晶状体的弹性好，调节范围广，使很近的物体也能因晶状体的凸度加大而成像在视网膜上。所以，即使把书放在离眼睛很近的地方，也能看清楚。但长时间近距离视物，就会导致睫状肌疲劳，形成近视眼。

（一）病因

近视无确切的病因，可能与以下 3 种因素有关：

（1）发育因素。随年龄增长，眼轴逐渐加长，如发育过度易形成近视。

（2）遗传因素。高度近视为常染色体隐性遗传，中低度近视为多因素遗传。

（3）调节功能紊乱与衰退。照明不足、阅读距离过近、看东西时间过久、姿势不良、字迹不清等都可导致近视发生。

（二）主要表现

近视可引起远视力下降，易出现视疲劳；大脑接收的信息受到不同程度的局限，影响对环境的感知和思维；出现眼球突出、眼位偏斜，甚至外斜视症状，限制就业的选择；因视觉空间的缩小而自我限制生活的范围，性格趋于内向，影响正常的生长发育，高度近视也是致盲的重要因素。

（三）保健与护理

1.教育学前儿童养成良好的用眼习惯

（1）不在光线过强或较暗的地方看书或画画。

（2）看书写字时眼距书本保持在 33 厘米以上。

（3）注意用眼的姿势。读书、写字时坐姿要端正，桌椅的高低要合适。部分小朋友爱躺着看书，或者爱坐在车上看书，或者边走路边看书，还有的小朋友喜欢边吃东西边看书，这些不良的用眼姿势都不能保持一定的用眼距离，容易形成近视，应该及早纠正。

（4）集中用眼一段时间后应远望或到户外活动，这样能使调节视力的睫状肌得到休息，及早恢复视力疲劳。

（5）看电视、玩电子游戏等容易导致幼儿用眼时间过长，因此，要限制幼儿进行此类活动的时间。少看电子产品，特别是看手机、iPad 时间不要超过 10 分钟，看电视尽量不超过 2 个小时。

2. 为幼儿创设良好的采光条件，选择适宜的读物和教具

幼儿活动室窗户大小要适中，使自然光充足。室内墙壁、桌椅家具等宜用浅色，反光较好。自然光不足时，宜用白炽灯照明。幼儿期的书籍字体宜大，字迹、图案应清晰；教具大小要适中，颜色鲜艳，画面清楚。

3. 生活要有规律

幼儿每天要有充足的睡眠。睡眠不足是引起近视眼的原因之一，应该养成早睡早起的习惯，3～6 岁幼儿每天睡眠应该在 10～12 小时。

4. 积极参加体育锻炼，多吃蔬菜和水果

体育锻炼能够增强血液循环和新陈代谢，供给眼睛较多的营养物质，使眼睛的抵抗力增强。蔬菜和水果中含有维生素 A、维生素 D、维生素 C 等较多，对眼睛有一定的营养作用。

5. 做好眼保健操

眼保健操是根据祖国医学的推拿、按摩、针灸穴位并结合医疗体育编成，坚持做眼保健操能预防近视。

6. 定期给幼儿测查视力

定期给幼儿测查视力，以便及时发现异常，及时诊治。在日常生活中，家长要注意观察幼儿的行为，及时发现视力异常表现。比如，两眼"黑眼珠"不对称；经常眨眼、皱眉、眯眼；眼睛发红或时常流泪；看东西经常偏头；经常混淆形状相近的图形；只喜欢看大的图片；手眼协调差；等等。

7. 教育幼儿注意眼的卫生和安全

教育幼儿不要用手揉眼睛，毛巾、手绢要专用，用流动水洗手、洗脸，以防沙眼、结膜炎等；不玩可能伤害眼睛的危险物品，如竹签、弹弓、小刀、鞭炮等，预防眼外伤。

8. 视力较差的幼儿应减轻用眼负担

限制近距离用眼时间并经常远望。若幼儿佩戴矫治眼镜，应根据医生的要求去做。

9. 培养和发展幼儿的辨色能力

指导幼儿进行辨认颜色的活动，使其学会区别近似的颜色并说出它们的名称；多提供颜色鲜艳的玩具、教具，以促进幼儿色觉的发展。

2018 年 8 月，教育部、国家卫生健康委员会等 8 部门联合印发《综合防控儿童青少年近视实施方案》。该方案提出，防控近视需要政府、学校、家庭等各方面共同努力，比如，要积极引导孩子进行户外活动或体育锻炼，禁止幼儿园"小学化"等。尤其引人

注意的是，将儿童青少年近视防控工作、总体近视率和体质健康状况纳入政府绩效考核指标，并提出到 2030 年我国 6 岁儿童近视率控制在 3% 左右的目标。

四、铅中毒

铅中毒是幼儿最常见的环境污染性疾病。铅作为一种二价金属离子，与钙、锌等矿物质和微量元素离子在吸收、功能发挥等环节均相互拮抗和干扰，如钙可以通过竞争钙结合蛋白来抑制铅在肠道中的吸收。环境中铅主要通过呼吸道和消化道两条途径被吸收进入体内，其中消化道吸收为主要途径。

(一) 病因

常见的高危因素有不常喝牛奶、常饮用罐装饮料、居室距繁华马路近、居住楼层低、家庭经济状况差、家庭成员吸烟等。因此不常洗手会使幼儿日常接触物品中的铅随食物进入体内。质量差的油漆、彩色涂料中都含有大量铅，家庭居室、幼儿园和学校教室的装修会使幼儿处在铅污染环境中，从而引发铅中毒。

(二) 主要表现

铅是一种对人体危害极大的有毒重金属。铅及其化合物进入机体后将对神经、造血、消化、肾脏、心血管和内分泌等多个系统造成危害，若含量过高则会引起铅中毒。随着工业市场的迅速发展，铅被广泛应用到各行各业，对环境的污染越来越重，对人体的健康危害也越来越大。目前铅主要通过食物、饮用水、空气等方式影响人体健康。金属铅进入人体后，少部分会随着身体代谢排出体外，其余大量则会在体内沉积。对于成年人，铅的入侵会破坏神经系统、消化系统、男性生殖系统，而且影响骨骼的造血功能，进而出现头晕、乏力、眩晕、困倦、失眠贫血、免疫力低下、腹痛、便秘、肢体酸痛、月经不调等症状。有的人口中有金属味，并出现动脉硬化、消化道溃疡和眼底出血等症状。对于幼儿，由于大脑正在发育，神经系统处于敏感期，在同样的铅环境下吸入量比成人高出好几倍，受害极为严重，因此，铅中毒的幼儿会出现发育迟缓、食欲不振、行走不便和便秘、失眠，有的伴有多动、听觉障碍、注意力不集中和智力低下等现象。严重者造成脑组织损伤，甚至导致终身残疾。铅进入孕妇体内则会通过胎盘屏障，影响胎儿发育，造成畸形、流产或死胎等。

(三) 保健与护理

1. 勤洗手

婴儿后期开始培养勤洗手的好习惯，特别是进食前洗手。应给幼儿勤剪指甲，指甲

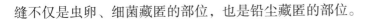

缝不仅是虫卵、细菌藏匿的部位，也是铅尘藏匿的部位。

2. 清洁幼儿玩具

幼儿的玩具或物品可能黏附铅尘，应经常清洗，以减少铅尘误入幼儿体内。木质玩具表面的油漆层可能含有铅，不宜作为幼儿的玩具。

3. 减少铅暴露

幼儿不宜在铅作业工厂附近散步、玩耍。生活于工业区附近的家庭应尽可能经常用湿揸布抹去幼儿能触及部位的灰尘。食品和幼儿食具不宜直接暴露于空气中，要加罩或置于食品柜中。从事铅作业劳动的工人在下班前必须按规定洗澡、更衣，其工作服和家人、幼儿的衣物分开洗涤。母亲为婴儿哺乳前须洗手、更衣。燃煤家庭应将厨房和幼儿卧室及幼儿玩耍的活动场所分开。

4. 减少铅摄入

避免进食含铅较高的食物，如含铅皮蛋（松花蛋）、爆米花等。早上应先将水龙头打开 1～3 分钟，放弃可能被自来水管道铅污染的水；不可将这部分自来水用以烹食和为婴儿调制奶制品。使用自来水管道中的冷水烧开水、烹饪或蒸煮食品，而不要用热水管道的水制作食品。幼儿应定时进食，少吃太油腻的食品，因为空腹时铅在肠道的吸收率会成倍增加，油腻食物亦可促进铅在肠道的吸收。幼儿膳食中应含有足够量的钙、铁和锌，以减少铅的吸收。

5. 促进铅排出

排铅的主要食物：（1）富含蛋白质的食物：牛奶、鸡蛋、鹌鹑蛋、牛肉、豆制品等。（2）含高钙的食物：虾皮、奶类、豆类及其制品、蟹、芝麻、芹菜叶、荠菜、萝卜叶、莴苣叶、杏仁、瓜子、核桃仁、柑橘、马铃薯、骨头汤。（3）含铁丰富的食物：猪血、猪肝、猪腰、黑木耳、红枣、蛋、紫萝卜、芹菜、胡萝卜、西红柿、山楂、桃子、草莓、桂圆等。（4）增加维生素 C、B_1、B_2、B_6、B_{12}、B_9（叶酸）等的摄入量。（5）其他：大蒜、果胶、酸牛奶也有抑制铅吸收的作用。

第五节　幼儿常见意外伤害

伤害是指各种因素综合作用而引起的人体损伤，是造成幼儿特别是出生后几个月婴儿致伤、致残和死亡的最重要原因之一。意外伤害主要有跌（坠）落、烧（烫）伤、切割伤或碰撞伤等，随着年龄增长，骑车、溜冰以及与体育活动有关的运动、机动车交通事故逐渐增多。防止意外伤害已成为幼儿保健的一个重要内容。

一、幼儿常见的意外伤害分类

幼儿常见的意外伤害见表 7 - 2。

表 7 - 2　幼儿常见的意外伤害分类

分类方法	伤害名称
按国际疾病分类标准（ICD-9）分类	（1）交通事故；（2）溺水；（3）中毒；（4）跌落伤；（5）烧伤、烫伤；（6）窒息；（7）硬伤；（8）其他（他杀、自杀、医疗事故等）
按伤害的原因分类	（1）窒息；（2）淹溺；（3）交通事故；（4）中毒；（5）跌落伤；（6）烧烫伤；（7）触电；（8）自然灾害（地震、洪水、泥石流、台风、雪崩、山体滑坡等）；（9）砸伤；（10）其他伤害：烟花爆竹引起的伤害、各种机械损伤或锐器伤、动物咬伤等
按伤害发生性质分类	（1）物理的：烧伤、烫伤、触电、跌落伤等；（2）化学的：药物中毒，农药中毒，强酸、强碱、一氧化碳中毒等；（3）生物的：食物中毒，狗、蛇咬伤，蜂蜇伤等
按伤害发生场所分类	（1）家庭伤害；（2）托幼机构伤害；（3）课余时间发生的伤害

二、幼儿意外伤害的控制原则

伤害控制是指不仅需要通过一级预防降低幼儿伤害的发生率与死亡率，而且需要有效的医学急诊服务、创伤护理、特殊的儿科康复服务等二级预防和三级预防，尽可能让幼儿恢复到正常的功能状态，提高生命质量。分析伤害的危险因素是制定预防措施的重要步骤，有研究表明，造成儿童伤害的主要危险因素有不安全的行为、不当的态度与习惯、不良的技术、环境或用具不安全、监管不当、知识不足。因此，通过 4E（Enforcement 强制干预、Engineering 技术干预、Education 教育干预、Economics 经济干预）干预避免事故的发生，大部分伤害是可以避免的。

（一）强制干预

强制干预是指通过法律对增加伤害的危险行为进行干预，如对建筑安全、交通规则、农药管理、食品卫生的管理立法，提高全社会预防幼儿意外伤害的安全意识。

（二）技术干预

技术干预是指对产品的设计与革新，强调安全设计、安全控制、安全措施：设计安全的幼儿玩具、衣物；药瓶使用安全瓶盖减少幼儿中毒的机会；实施交通安全措施以减少行人发生交通事故的危险。加强安全管理，减少或去除危险因素存在的环境，如幼儿园、学校、家庭内的楼梯、窗户安装护栏；危险品如火柴、热水瓶、剪刀、药品等要放在幼儿不能拿到的地方；炉灶周围要有护栏以免烫伤；炉子要有烟囱，以免发生煤气中毒；家用电器的电源插座有安全膜或安装在婴幼儿难以接触到的地方；等等。

（三）教育干预

教育干预是指通过健康教育增强人们对伤害危险的认识，改变不良行为。成人不能让婴幼儿独自在家，可避免婴幼儿跌落伤、溺水等伤害的发生；对有理解能力的幼儿进行安全教育，训练幼儿学习独自应付环境。成人应对幼儿伤害的发生有一定的预见性，具备预防伤害和急救的常识。

（四）经济干预

经济干预是指用经济手段影响人们的行为，例如保险公司或房产公司在住宅内安装自动烟雾报警器或喷水系统防止火灾；有关部门对有造成事故苗头的行为进行经济处罚以减少意外伤害的发生。

三、幼儿常见意外伤害举例

（一）窒息和异物进入体内

1. 窒息

窒息是 3 个月内婴儿较常见的事故，多发生于严冬季节。如婴儿包裹过严、床上的大毛巾等物品不慎盖在婴儿脸上，或因母亲与婴儿同床，熟睡后误将身体或被子捂住婴儿的面部而导致婴儿窒息等。另外，婴儿易发生溢奶，如家长未能及时发现，婴儿可将奶液或奶块呛入气管而引起窒息。

幼儿窒息伤害的
预防

2. 异物进入体内

由于婴幼儿的好奇心重，在玩耍时，他们可能会将小物品如纽扣、豆类、塑料小玩具、硬币等塞入鼻腔、外耳道或放入口内，从而引起鼻腔、外耳道或消化道异物，多见于 1～5 岁小儿。呼吸道异物多见于年长儿，因进食时哭闹、嬉笑或将异物含入口中，当哭笑、惊恐而深吸气时，将异物吸入呼吸道，如果冻、瓜子、花生等；也有因成人给幼儿强迫喂药而引起的情况。

3. 预防措施

（1）看护婴幼儿时，必须做到放手不放眼、放眼不放心，对易发生意外事故的情况应有预见性。

（2）婴儿与母亲应分床睡。婴儿床上无杂物。

（3）在进餐时，成人切勿惊吓、逗乐、责骂幼儿，以免幼儿因大笑、大哭而将食物吸入气管。

（4）培养幼儿良好的饮食习惯，细嚼慢咽，以免将鱼刺、骨头或果核吞入。

（5）不给婴幼儿整粒的瓜子、花生、豆子及带刺、带骨、带核的食品。

（6）不给幼儿玩体积小、锐利、带有毒性物质的玩具及物品，如小珠子、纽扣、棋子、别针、图钉、硬币、小刀、剪刀等，以免误塞入耳、鼻或口中，造成耳、鼻、气管及食管异物，刺伤、割伤及中毒等。

（二）中毒

引起幼儿中毒的物品较多，常见的物品包括食物、有毒动植物、药物、化学药品等。儿童中毒的预防措施有：

（1）保证食物清洁和新鲜。防止食物在制作、储备、运输、出售过程中处理不当所致的细菌性食物中毒；腐败变质及过期的食品不能食用；生吃蔬菜瓜果要洗净。

（2）教育幼儿勿随便采集植物及野果。避免食用有毒的植物，如毒蘑菇、含氰果仁（苦杏仁、桃仁、李仁等）、白果仁（白果二酸）等，尤其是家庭盆栽植物。

（3）对口服药物及日常使用物品进行安全管理。口服药及日常使用的灭虫、灭蚊、灭鼠等剧毒物品应放置在幼儿拿不到的地方，使用时应充分考虑幼儿的安全；家长喂药前要认真核对药瓶标签、用量及服法，切勿服用变质、标签不清的药物。WHO 建议，立法对药品和有毒物质进行儿童防护式包装，包装内容物不得达到致死剂量。

（4）防止一氧化碳中毒。冬季室内使用煤炉或烤火炉应注意室内通风，并定期清扫管道，避免管道阻塞，经常检查煤气是否漏气，以免一氧化碳中毒。

（三）外伤

常见的外伤有骨折、关节脱位、灼伤及电击伤等。幼儿外伤的预防措施有：

（1）婴幼儿居室的窗户、楼梯、阳台、睡床等都应设有栏杆，防止发生坠床或跌伤。家具边缘最好是圆角，以减少碰伤。

（2）幼儿最好远离厨房，避免开水、油、汤等烫伤；热水瓶、热锅应放在幼儿不能触及的地方；给幼儿洗脸、脚及洗澡时，要先倒冷水后加热水；暖气片应加罩；家长应正确使用热水袋。

（3）妥善存放易燃、易爆、易损品，如鞭炮、焰火、玻璃器皿等。教育年长儿不可随意玩火柴、打火机、煤气灶等危险物品。WHO 建议制定并执行防儿童开启打火机、烟火报警器、热水器温度调节器的相关标准及有关的法律。

（4）室内电器、电源应有防止触电的安全装置；雷雨时，勿在大树下、电线杆旁或高层的墙檐下避雨，以免触电。

（5）大型玩具如滑梯、跷跷板、攀登架等，应符合安全标准并专门为幼儿设计，定期检查，及时维修；幼儿玩耍时，应有成人在旁照顾。

（6）户外活动场地应平整，无碎石、泥沙，最好有草坪；室内地面宜用地板或铺有地毯。

（四）溺水与交通事故

溺水是多水地区幼儿常见的意外伤害，包括失足落井或掉入水缸、粪缸，也是游泳中最严重的事故伤害。交通事故也很常见。幼儿溺水与交通事故的预防措施有：

（1）幼托机构应远离公路、河塘等，以免发生车祸及溺水。在农村房前屋后的水缸、粪缸均应加盖，以免幼儿失足跌入。游泳池四围应设立护栏。

（2）教育幼儿不可去无安全措施的池塘、江河玩水或游泳；正确使用救生衣；绝不可将婴幼儿单独留在澡盆中。

（3）教育幼儿遵守交通规则，识别红绿灯，走人行道，勿在马路上玩耍。家长做好幼儿接送工作。

（4）教育幼儿骑车时佩戴头盔；坐汽车时使用儿童安全座椅，不可坐在第一排。

（5）在校园、居住区和游戏场所周围强制车辆减速。建议机动车安装昼间行驶灯及不同车辆和行人分道行驶。

四、常用急救技术

（一）幼儿心肺复苏

幼儿心肺复苏是指在幼儿心跳、呼吸骤停的情况下所采取的一系列急救措施，其目的是使心脏和肺恢复正常功能，使生命得以维持。

引起幼儿心跳、呼吸骤停的原因有：疾病和意外伤害，包括呼吸衰竭、新生儿窒息、婴儿猝死综合征、外伤、败血症、神经系统疾病、溺水、中毒等。新生儿和婴儿死亡的主要原因是先天性畸形、早产并发症和婴儿猝死症等；而意外伤害是导致年长儿死亡的主要原因。

幼儿心跳呼吸骤停的判断：患儿突然昏迷及大血管搏动消失。紧急情况下，触诊不确定有无大血管搏动亦可拟诊（10秒），而不必反复触摸脉搏或听心音，以免延误抢救时机。

1. 口对口（鼻）人工呼吸法

幼儿心搏骤停主要由窒息引起，因此，开放气道和实施有效的人工通气是幼儿心肺复苏成功的关键措施之一。其中，口对口（鼻）人工呼吸是常用的简便而有效的急救技术，操作方法如下。

（1）畅通气道。首先应去除口鼻中的分泌物、异物或呕吐物，然后采取仰头抬颏法：用一只手的小鱼际（手掌外侧缘）部位置于患儿前额，另一只手的食指、中指置于下颏将下颌骨上提，使下颌角与耳垂的连线和地面垂直（见图7-2）。注意手指不要压下颏软组织，以免阻塞气道。疑有颈椎损伤者可使用托颌法：将双手放置在患儿头部两侧，握住下颌角向上托下颌，使头部后仰程度为下颌角与耳垂连线和地面成60°（幼儿）或30°（婴儿）（见图7-3）。若托颌法不能使气道通畅，应使用仰头抬颏法开放气道。

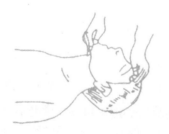 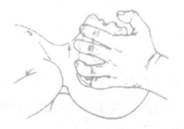

图7-2　仰头抬颏法　　　　　　　　　图7-3　托颌法

（2）口对口人工呼吸（见图7-4）。此法适合于现场急救。操作者深吸一口气，如患儿是1岁以下婴儿，可用嘴覆盖口和鼻；如果是较大婴儿或幼儿，用口对口封住，拇指和食指紧捏住患儿鼻子，保持其头后倾，将气吹入，同时可见患儿胸廓隆起。停止吹气后，放开鼻孔，使患儿自然呼出肺内气体，也可轻压其胸部帮助呼气，3～4秒间隔一次（一吹一压算一次）。这样有节奏地反复进行，直至患儿恢复自主呼吸为止。

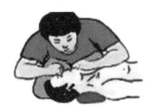

1. 解开患者衣领，清除口鼻内污物，颈下垫物使头后仰，张开口

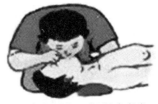

2. 救护者深吸气、捏紧患者鼻孔，对准其口吹气

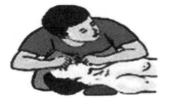

3. 吹气停止后松开捏鼻的手，再深吸气，重复上述步骤

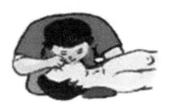

4. 每分钟吹气次数和日常呼吸频率相似，耐心、持续进行抢救，直到患者恢复自主呼吸为止

图 7-4 口对口人工呼吸法

若吹气后不见患儿胸部隆起，可能是呼吸道仍不通畅或动作不合理，应及时予以纠正。婴儿肺部娇嫩、胸壁较薄，注意吹气时不可太用力。

2. 胸外心脏按压术

当发现患儿无反应、没有自主呼吸或只有无效的喘息样呼吸时，应立即实施胸外心脏按压，帮助建立人工循环。

（1）首先将患儿放置在硬板上，以达到最佳按压效果。

（2）对于新生儿或婴儿，单人使用双指按压法：将两手指置于乳头连线下方按压胸骨（见图 7-5）；或使用双手环抱拇指按压法：将两手掌及四手指托住两侧背部，双手大拇指按压胸骨下 1/3 处（见图 7-6）。

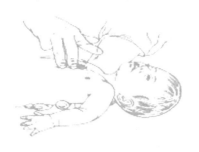

图 7-5 双指按压法

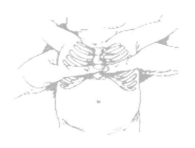

图 7-6 双手环抱拇指按压法

（3）对于幼儿，可用单手或双手按压胸骨下半部。单手按压时，可用一只手固定患儿头部，以便通气，另一只手的手掌根部置于胸骨下半段，手掌根长轴与胸骨长轴一致（见图7-7）；双手按压时，将一手掌根部叠放在另一手背上，十指相扣，使下面手的手指抬起，手掌根部垂直按压胸骨下半部（见图7-8）。注意不要按压到剑突和肋骨。

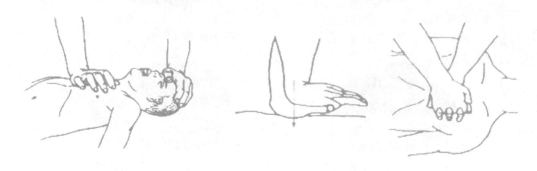

图7-7　单手按压法（适用于幼儿）　　　　图7-8　双手按压法（适用于幼儿和成人）

（4）按压深度至少为胸部前后径的1/3（婴儿约为4cm、幼儿约为5cm）。按压频率至少为100次/分钟，每一次按压后让胸廓充分回弹以保障心脏血流的充盈。同时，尽量减少中断（<10秒），保持胸外按压的连续性。

3. 胸外按压与人工呼吸的协调

单人复苏婴儿和幼儿时，在开放气道和胸外按压30次后立即给予2次有效的人工呼吸，即胸外按压和人工呼吸比为30∶2；若为双人复苏则为15∶2。如果有2个或更多的救助者，可每2分钟交换操作，以防止实施胸外按压者疲劳，导致胸外按压质量及效率降低。

（二）惊厥（抽风）

婴幼儿大脑皮质发育尚未完善，神经纤维髓鞘还没有完全形成，保护功能比较差，各种感染以后毒素和微生物容易进入脑组织，受刺激后兴奋冲动易于泛化，表现为兴奋性活动为主，分析鉴别和抑制功能较差，容易发生惊厥。通常表现为突然性意识丧失、头向后伸、眼球凝视、口唇青紫、呼吸微弱、四肢及面部抽搐，持续时间不等，可短至1分钟，长至几十分钟。

1. 保持安静

幼儿发生惊厥时，家长不可惊慌、大声呼叫或拍打幼儿，避免一切不必要的刺激。

2. 就地抢救

就地抢救时，立即让患儿仰卧，头偏向一侧，松开衣领、裤带。

3. 保持呼吸道通畅

及时清理口腔和呼吸道的分泌物、呕吐物，将舌向外轻拉，保持呼吸道通畅。

4. 控制抽搐

控制抽搐时，可用大拇指按压人中、合谷等穴位。

5. 防止外伤

（1）防止舌咬伤：在患儿上、下臼齿间放置牙垫，也可将毛巾或手绢拧成麻花状代替牙垫，以免咬伤舌头。若患儿牙关紧闭时，不可强行撬开。

（2）防皮肤损伤：将纱布放在患儿手心、腋下，防止皮肤摩擦损伤。

（3）防骨折或脱臼：惊厥时移开一切可能伤害患儿的硬物，勿强力按压或牵拉患儿肢体，以免骨折或脱臼。

（4）防坠床或碰伤：患儿应有专人守护，拉起床档，并在床栏处放置棉垫，防止坠床或碰伤。

若有高热或经上述处理后仍抽风不止，应尽快送往医院救治。

第六节　家庭常用护理技术

一、体温测量

根据测量的方式不同，幼儿体温的正常范围也有所不同。正常情况下，幼儿腋温为 36.5℃～ 37.2℃，直肠与口腔温度比腋窝要高 0.3℃～ 0.5℃，昼夜有所波动。日常生活中比较常用的测量方式是腋温测量，吃奶、吃饭、哭闹、衣被过暖或室温过高，都会使体温略高。所以，测量体温最好在进食半小时以后、安静状态下进行。给小儿测体温时，一般测腋温，这样既卫生又安全。

测量方法：测量之前将体温计的读数甩至 35℃以下；擦去腋窝的汗，把水银表的水银端放在腋窝中间；夹好后，扶住孩子的胳膊，以免体温表位置移动而量不准确或坠落，5 ～ 10 分钟后取出读数。如果幼儿的体温超过 37.5℃，称为发热。此时要密切关注幼儿的体温变化，在临床医生的指导下应口服退热药物。

二、脉搏测量

脉搏测量通常选用较表浅的动脉，手腕部靠拇指侧的桡动脉为常用测量部位。脉搏受体力活动和情绪的影响较大，为减少误差，需在小儿安静状态、情绪稳定时进行。可连测三个 10 秒的脉搏数，其中两次相同并与另一次相差不超过 1 次脉搏跳动时，可认为小儿已处于安静状态，然后数一分钟的脉搏数。幼儿年龄越小脉搏越快，2～3 岁为 100～110 次 / 分钟，5～7 岁为 80～100 次 / 分钟，成年人通常为 70～80 次 / 分钟，小于 60 次 / 分钟为心动过缓，大于 100 次 / 分钟为心动过速，脉率不齐则提示心律不齐。

三、呼吸测量

幼儿以腹式呼吸为主，胸壁起伏不大。观察呼吸可以观察胸壁起伏的次数，一吸一呼为一次。若因种种原因不好观察胸部起伏，可用棉线放于鼻孔处观察吹动的次数。幼儿年龄越小，呼吸频率越快，1～3 岁为 25～30 次 / 分钟，4～7 岁为 20～25 次 / 分钟，正常成人为 15～20 次 / 分钟。

四、物理降温

发热是机体的一种保护性生理反应，当体温略有升高（<38℃）时可刺激机体免疫系统，增加机体免疫力。但当体温升至中度以上持续发热时（≥ 38℃），即会对机体造成伤害，应当采取降温措施。

降温方法有两种：物理降温和药物降温。对幼儿来说，若体温不是特别高，尽可能采取物理降温，这样更安全，能减少药物对幼儿的伤害。常用的物理降温法有冷敷方法和酒精擦拭方法。

冷敷方法：把小毛巾折叠成数层浸在凉水里，拧至半干后敷在前额，也可敷于颈部两侧、腋窝、肘窝、腘窝、大腿根部等大血管通过的地方，每 5～10 分钟换一次毛巾，也可用热水袋灌进冷水或碎冰做成冰枕或冰袋。

酒精擦拭方法：酒精容易挥发，能使热量较快地散发出去。可用 75% 的酒精或高度白酒加兑等量温水，把小毛巾在里面浸泡后拧至半干，擦拭颈部两侧、腋窝、胳膊等部位。

物理降温可以单独使用，也可配合药物降温使用，进行物理降温时要注意避免吹风。如同时配合药物降温，要在医生指导下用药，注意药物的作用机理，否则，反而影响药效甚至对机体造成伤害。高热初起时，皮肤血管收缩常引起寒战，这时候要注意保暖，不能降温。如果寒战停止后体温迅速上升，则要采取降温措施，使体温降至 38℃左右。退热后，要及时把汗擦干，避免着凉。

五、热敷法

热敷可以活血祛瘀、消炎消肿，还可扩张血管、促进血液循环，适用于：疖肿初起时；陈旧性瘀血、瘀斑难以吸收时；血液黏稠度高、局部循环差，尤其是循环不良的幼儿。

热敷操作方法：将 48℃ 左右的温水装入热水袋中，将袋内气体排出，拧紧盖子，用毛巾裹好，放在需要热敷的部位；或准备 45℃ 的热水，将毛巾浸湿，折叠后置于患处，待热量部分散发后更换，重复多次。也可使用红外线灯烘烤代替，若发病部位为手和脚，可用热水浸泡代替。

六、喂食片剂药物

喂食片剂药物时，可将药片研成细小粉末，溶于果汁、糖水等香甜可口的液体中喂服，或用奶瓶像喂奶那样喝进去。1 岁左右的婴儿常会哭闹并拒绝吃药，有时需要灌服。灌药的方法：将药片压成粉末，放在小勺里，加点糖和少许水，调成半流状，固定婴儿头部，使头偏向一侧；一手捏住婴儿下巴，另一只手将勺尖紧贴婴儿嘴角将药送入，待婴儿将药液吞下去之后，放开其下巴，让其喝几口糖水以免口苦。2～3 岁以上的幼儿，应鼓励孩子自己吃药，不宜再采用灌药的方法。

七、翻转眼皮

异物进入眼睛或眼睑检查，常常需要翻转眼皮。眼睛为娇嫩器官，在发生异物进入时应尽快到医院就诊，由专业医生进行处理，以免造成不必要的损伤。

(一) 翻下眼皮的手法

幼儿向上看，用洗干净的拇指向下牵拉下眼皮即可翻转下眼皮。

(二) 翻上眼皮的手法

幼儿向下看，将洗干净的食指放于上眼皮中部皮肤，拇指放在上眼皮中间的下部边缘，食指向下压的同时，拇指向上卷起，即可翻转上眼皮。

八、滴眼药水、涂眼药膏

家长应在医生指导下选择眼药水、眼药膏。很多药液和药膏跟眼药水、眼药膏外观很像，在使用前应认真核对药名，杜绝滴错药液。

（一）滴眼药水

滴眼药水时，先把手洗干净，把患儿眼部分泌物用干净毛巾轻轻拭去；用食指、拇指将幼儿上、下眼皮轻轻分开，嘱幼儿头向后仰，眼睛向上看；操作者一手持滴药瓶，轻轻将药液滴于下眼皮内，每次 1 ～ 2 滴。滴完后嘱幼儿轻轻闭上眼睛，操作者用拇指、食指轻提其上眼皮，嘱幼儿转动眼球，使药液均匀布满眼内。

（二）涂眼药膏

涂眼药膏宜在睡前进行。家长先检查专用玻璃棒是否光滑、有无破损，并对完好的玻璃棒进行消毒；然后用玻璃棒蘸少许软膏，嘱幼儿向上看，分开其眼皮，将玻璃棒上的药膏放在下眼皮内；最后嘱幼儿闭上眼皮，将棒平行轻轻由外眼角抽出，轻轻按摩眼球使药膏分布均匀。

九、滴鼻药液

幼儿患有鼻炎或感冒引起鼻塞时，常常需要进行鼻腔滴药，家长应在医生指导下使用滴鼻药液。滴药时，幼儿平卧，肩下垫枕或坐在椅子上，背靠椅背，使头尽量后仰，鼻孔向上；操作者一手持药瓶，在距鼻孔 2cm ～ 3cm 处，将药液沿鼻一侧轻轻滴入鼻内，每侧 2 ～ 3 滴；然后轻轻按压鼻翼，使药液均匀涂于鼻腔黏膜。滴完药液后保持原来姿势 3 ～ 5 分钟，便于药液吸收。

十、滴耳药液

外耳道发炎或中耳炎等常常需要通过外耳道局部滴药治疗。家长应在医生指导下使用滴耳药液。滴药时，先将外耳道分泌物或脓液擦拭干净，嘱幼儿侧卧、患耳朝上；操作者一手向后向下牵拉患儿耳郭使外耳道变直，一手持药瓶将药液沿外耳道后壁轻轻滴入 2 ～ 3 滴，然后轻揉耳郭使药液充分进入外耳道深处。滴完药液后保持原来姿势5 ～ 10 分钟，便于药液吸收。

简易鼻腔止血法

十一、简易鼻腔止血法

幼儿鼻出血的常见原因有：鼻外伤（如碰伤鼻子、抠鼻导致鼻黏膜损伤）；感冒导致鼻黏膜充血、水肿，血管脆性增加；鼻腔异物；偏食、挑食导致维生素 C 缺乏、血管脆性增加。发生鼻出血时，首先安慰幼儿不要紧张、用口呼吸，头略低；然后捏住鼻翼约 10 分钟，同

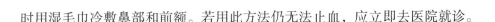

时用湿毛巾冷敷鼻部和前额。若用此方法仍无法止血，应立即去医院就诊。

十二、简易通便法

简易通便法适用于大便干结无法自主排出或排便困难及便秘者。常用的简易通便法有以下三种。

（一）开塞露通便

开塞露内装甘油。操作前将管端封口处平行剪开，挤出少许液体润滑管口后插入肛门，然后用力挤压使药液射入肛门内；然后捏紧小儿肛门口，防止药液流出，保留时间尽量长点，以利于软化干结大便。插入时动作应轻柔，尽可能减少对幼儿的刺激。

（二）肥皂条通便

将普通肥皂条削成圆锥形后蘸少许温水润滑后（减少对幼儿肛门的刺激），慢慢塞入肛门，利用肥皂的机械刺激和润滑作用，引起排便。

（三）手抠干结大便

如使用上述两种方法无效时，可使用手抠干结大便帮助幼儿排便。操作者戴上橡皮手套或用塑料薄膜裹上食指，并蘸上润滑油或肥皂水；然后将手纸折成方形，并于中间穿一圆孔，圆孔正对肛门口，将润滑后的食指轻轻插入肛门，抠出积存在肛门的干结粪块。

🖐 知识拓展

健康信念模式（Health Belief Model，HBM）产生于20世纪50年代，由美国心理学家 Rosenstock 首先提出，并由 Beker 和 Maiman 加以完善，是目前运用最广的健康行为理论之一。它按照认知理论原则，首先强调个体主观心理过程，即期望、思维、推理、信念等对行为所起的主导作用。健康信念模式是人们接受劝导、改变不良行为的重要模式，其形成主要有三个方面的因素：对疾病的易感性和严重性产生"恐惧"、对行为效益和障碍的认识、对自我效能的自信。可将三者之间关系表达为：对疾病威胁的认知→认识效益和障碍→具有自我效能。

健康信念模式

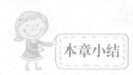

本章对幼儿常见疾病的保健与护理进行了阐述，重点介绍了幼儿常见的营养性疾病，如缺铁性贫血、营养性维生素 D 缺乏性佝偻病、肥胖症，幼儿常见食物不良反应，常见传染病和其他常见疾病的保健与护理，以及幼儿常见意外伤害的预防和急救技术、幼儿家庭常用护理技术。

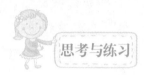

1. 简述缺铁性贫血的保健与护理。

2. 手足口病的主要表现有哪些？如何进行保健与护理？

3. 试述窒息和异物进入体内的预防措施。

4. 幼儿出现心跳、呼吸骤停时如何进行急救？

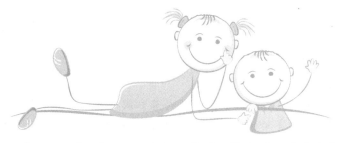

第八章 幼儿心理行为问题及干预方法

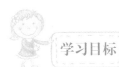

学习目标

1. 理解：幼儿心理行为问题的类型和特征。
2. 掌握：幼儿心理行为问题产生的原因和鉴别方法。
3. 应用：能够根据幼儿心理行为问题的表现进行判断，并根据实际情况制定相应的干预方法。

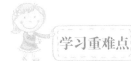

学习重难点

能够根据心理行为问题的表现进行判断，并根据实际情况制定相应的教育策略。

学习方法

1. 课前预习，拟出本章的知识结构。
2. 坚持课中练习、课后复习，牢固掌握课程的知识点。
3. 坚持课堂学习为主，自学为辅，通过多种途径，理解消化所学知识内容。
4. 将教材内容与生活实际相结合，要理解记忆，切勿死记硬背。

教学建议

> 1. 讲授法：讲授幼儿心理问题的主要表现、原因及干预方法。
> 2. 案例分析法：设计问题幼儿的典型案例，开展分组讨论分析。
> 3. 情景创设法：采用情景模拟、角色扮演等形式，设身处地进行换位思考，有效帮助幼儿解开心结、融入集体。
> 4. 电影赏析法：推荐观看电影《海洋天堂》《阿甘正传》《地球上的星星》《叫我第一名》等。

　　四经应四时，十二从应十二月，十二月应十二脉。脉有阴阳，知阳者知阴，知阴者知阳。凡阳有五，五五二十五阳。所谓阴者，真脏也。见则为败，败必死也。所谓阳者，胃脘之阳也。别于阳者，知病处也；别于阴者，知死生之期。三阳在头，三阴在手，所谓一也。别于阳者，知病忌时；别于阴者，知死生之期。谨熟阴阳，无与众谋。

——《黄帝内经·素问·阴阳别论》

第一节　幼儿常见的心理行为问题

一、吸吮手指

（一）主要表现

　　吸吮是一种婴儿出生后就会的、低级的、原始的反射。婴儿对能够接触到的任何物体都会产生吸吮反射。婴儿吸吮自己的手指很常见，这个习惯有抚慰和镇静的作用。超过一半吸吮手指的孩子在过了 6～7 个月就不吸了。通常在 2～3 岁，幼儿能够用语言或者动作等其他方式表达自己的愿望，吮手指的行为就会自然消失。但是仍然有一些幼儿保留了吮手指的行为，所以很多父母很担心这种习惯。吮手指往往能使幼儿在感到压力和劳累的时候冷静下来。因此，只有当吮手指持续时间过长，或者影响了幼儿的嘴形或者牙齿整齐的时候，我们才应该引起重视，否则不必担心。超过 5 岁还吮手指，会对口腔的上壁（上颚）以及牙齿的排列产生影响，而且这时候幼儿也开始受到来自玩伴、兄弟姐妹和亲戚消极评价的影响，会使幼儿产生焦虑、害羞等心理问题。

（二）原因

如果一个幼儿从小被科学养育，口腔和手的探索欲望能充分满足，生活的环境是充满爱和自由的健康成长环境，这个幼儿就不需要通过吸吮手指来安慰和愉悦自己，以缓减自己的紧张和焦虑了。

（三）干预方法

1. 与家长、老师沟通，改善成长环境

幼儿吸吮手指往往是由于教师和家长疏于教育、喂养不当，幼儿感到孤独、无聊或者紧张、害怕等，以致习惯用吸吮手指的方式来缓减内心的压力。所以教师和家长要认真观察、了解幼儿成长环境中存在的不利因素，为幼儿创设良好的心理健康成长环境，帮助幼儿养成良好的行为。

2. 正确对待幼儿吮吸手指的行为

对于幼儿吸吮手指的行为，教师和家长不要一味地打骂、指责，不要武断地制止，首先要调查清楚幼儿吸吮手指的原因，然后根据实际情况给予幼儿安慰、理解、关怀，消除幼儿的不良情绪，引导孩子意识到这个习惯不好，愿意自己改变这个习惯，并积极参与到治疗方案中。

3. 选择适合的治疗方法进行矫正

（1）行为强化法。

根据症状情况设置一系列可能实现的目标，例如，睡觉之前不吸吮手指，或者半天不吸吮手指等，每次达成目标予以表扬和奖励，促使孩子戒掉吸吮手指的习惯。

（2）注意力转移法。

首先通过观察，了解幼儿一般在什么情况下容易出现吸吮手指行为，然后在情况出现之前，通过游戏、画画、做手工等方式，转移注意力，培养新的兴趣和爱好。注意对幼儿进行心理训练，让幼儿内心强大起来。如果一个3岁的幼儿的拇指因吸吮长了老茧，要尽早在拇指上缠绷带，再以一个小布袋包起整个手。每天换绷带，持续约一个星期，到时幼儿可能已经忘记吸吮拇指了。当然请勿使用可能膨胀的黏着胶布。

（3）厌恶疗法。

这是最后的办法，一般不推荐。在幼儿手指上涂上辣椒油、胡椒粉、黄连水等让人不舒服的刺激物，或者缠上绷带、"护指"（一种可以调节的塑料圆柱体，能包住手指）。

（4）其他方法。

还可以引入一些特殊的方法，比如故事治疗法等。

总之，不管什么方法，首先要幼儿自己愿意改掉吸吮手指这个习惯。虽然少数幼儿因为种种原因一时改不了这个习惯，但是请相信，孩子入学之后一般都能改掉吸吮手指的习惯。如果给孩子施加压力，也许会适得其反。

二、咬指甲

(一)主要表现

幼儿咬指甲的行为一般指幼儿不能自制地用牙齿将自己长出的手指甲咬去。严重者可将自己的手指甲咬得很短，甚至咬得牙床出血。有的幼儿常伴有多动、睡眠不安、吸吮手指、挖鼻孔等多种问题行为。

(二)原因

幼儿的咬指甲行为常因有心理压力、紧张、受窘、无聊或疲倦等情绪，跟吸吮手指的原因类似。

(三)干预方法

咬指甲的干预方法除了参考前文吸吮手指的方法以外，还要注意在生活中培养幼儿良好的卫生习惯，如赠送幼儿一把大而可爱的指甲锉刀和一把美丽的小指甲刀，教导他们如何锉下所有粗糙尖锐的边缘，去除多余的死皮，擦上保湿的乳液，让幼儿学习如何照顾好自己的指甲。经过一段时间，幼儿就可能用主动照顾指甲的行为代替无意识地咬指甲的习惯。当然这个方法要注意安全。

三、习惯性交叉擦腿

(一)主要表现

习惯性交叉擦腿指幼儿反复用手或其他物件摩擦自己外生殖器的行为，亦有摩擦癖之称。该行为主要表现是擦腿动作：孩子会把两腿骑放于椅背、椅坐边缘，或其他物体上反复摩擦。女孩常常两腿内收交叉进行摩擦。6个月的婴儿即可出现，但多发生在2岁后。大多幼儿在其生长发育过程中会出现或轻或重的这类行为，上学后逐渐消失。

(二)原因

习惯性交叉擦腿的初始原因可能是外阴局部刺激引起的瘙痒，如外阴部炎症、湿疹、包皮过长、包茎、蛲虫感染等，继而发展成习惯性动作。有的幼儿因寂寞而玩弄外生殖器，或大人逗玩小儿生殖器，使幼儿逐渐养成习惯动作，这种情况多见于男孩。另外，不良的生活环境、幼儿情绪紧张和焦虑等可引发或加剧这种行为，他们将此作为缓解焦虑和自慰的一种手段。

（三）干预方法

1. 提高认识，正确看待此行为

受中国传统文化道德观念的影响，中国家长都是"谈性色变"，很少会对孩子进行正确的性教育，所以很多家长认为这样的动作是不道德的，甚至常常引发家长的恐慌和焦虑，多以打骂、羞辱等方式粗暴制止孩子，有的甚至恐吓孩子，这对孩子的心理行为发展是非常不利的。实际上年幼儿童的习惯性交叉擦腿行为是其发育过程中的正常现象，而非病态，与年长儿童的手淫行为有所不同，不存在性的意识，此时不要训斥或吓唬孩子。一方面，避免他（她）错误理解此行为可吸引父母的关注，从而得到不恰当的强化。另一方面，避免增加他（她）的焦虑，甚至对性产生恐惧和排斥心理，影响以后性心理的健康发展。对于较大儿童的手淫行为则可咨询专业人员采用一些行为疗法，并通过早期性教育来让儿童了解此种行为的害处。家长应维护孩子的自尊心，为他（她）们保守秘密。不能在众人面前谈论，更不可讥笑他们，以免影响孩子的身心健康。

2. 培养良好的生活卫生和作息习惯

对于偶然出现的交叉擦腿，家长可采取忽视态度，用分散幼儿注意力的方法避免和纠正。同时积极治疗或消除阴部刺激原因；培养良好的生活卫生习惯，经常帮幼儿清洗生殖器，保持清洁、干爽，去除不良刺激。建议给幼儿穿宽松的内裤，勿穿紧身内裤。晚上使幼儿上床后尽快入睡，或大人在旁边给予安抚，如讲故事等引导入睡；早上醒来后让幼儿尽快起床穿衣裤，减少幼儿醒后独自待在床上的时间，养成上床即睡、睡醒即起的睡眠习惯。一旦发现幼儿双腿交叉时，可将其双腿轻轻分开，用玩具或其他方式转移其注意力。

四、屏气发作

（一）主要表现

屏气发作是儿童癔症的一种表现形式，又称儿童愤怒惊厥。其表现为儿童在发脾气或者需求未得到满足而剧烈哭闹时突然出现呼吸暂停的现象。屏气发作是婴幼儿时期的一种神经症性发作。6个月前及6岁后者少见，最多见于2～3岁。每当婴儿受到物理因素（如疼痛）或强烈的情绪刺激后会高声哭叫而过度换气，接着就屏气、呼吸暂停、口唇发紫、四肢强直，严重者可以出现短时期意识丧失（昏厥）及四肢肌肉的阵挛性抽动。全过程约1分钟。然后全身肌肉放松，出现呼吸，大部分孩子神志恢复或短暂发呆，亦有立即入睡的。

（二）原因

屏气发作的原因除与情绪因素有关外，还与机体缺铁有关，发病的幼儿中有相当一部分的病例同时有缺铁性贫血。屏气发作次数不定，严重者可以一天数次（只要有刺激因素即可诱发）。随着年龄的增长，发作次数逐渐减少，常于 5 ～ 6 岁发作停止。屏气发作的幼儿约 30% 有家族史。

（三）干预方法

1. 正确认识，合理看待此行为问题

屏气发作的时候常常会让家长惊慌失措。本病一般不需药物治疗，患儿发作后自行恢复。若屏气发作时间过长，会造成脑部缺氧，可以掐人中、印堂、合谷等穴位，使其尽快恢复。对频繁发作的病儿，可在医生指导下，服用阿托品治疗。

2. 消除不良因素，选择正确的教养方式

矫治屏气发作的关键在于正确教养。要坚持无条件地爱孩子的原则，让孩子感受到家庭的温暖，同时要做到温柔而坚持，培养孩子自律的品格。如果因为担心发作而无原则地满足孩子的欲望，久而久之，可造成性格上的异常。相反，若经常提出过分严格的要求，容易造成屏气发作频发，对健康不利。患儿若有缺铁性贫血则应及时补充铁剂。

五、遗尿症

（一）主要表现

遗尿症是指不自主地排尿，患者常常睡眠过沉，难于唤醒，尿湿或醒后才觉察。超过 80% 的遗尿仅发生在夜间。约 15% 的正常婴幼儿在 5 岁前有夜间尿床，每年的自然消除率约为 15%。99% 的小儿到 15 岁时不再有夜间尿床。男孩较女孩常见。偶尔的遗尿并不会成为幼儿的习惯问题，但经常性的遗尿会给幼儿造成心理阴影，遗尿症患者多表现为自卑、焦虑、社会适应能力差、注意力不集中、多动等，甚至出现严重的精神心理和行为问题。

（二）原因

1. 遗传因素

遗尿症通常在家族中显性遗传，若父母都曾为夜间遗尿患者，他们的孩子便有 3/4 的概率患病。若父母有一方曾为遗尿患者，他们的孩子有 1/2 的概率患病。

2. 疾病因素

蛲虫症（虫体对尿道口的刺激）、尿路感染、肾脏疾患、尿道口局部炎症、脊柱裂、脊髓损伤、骶部神经功能障碍、癫痫、大脑发育不全、膀胱容积过小等疾病均可能引起遗尿，但因病引起的遗尿只占很小的比例。绝大多数孩子的尿床与精神因素、卫生习惯、环境因素等有关。

3. 生理因素

引起遗尿的生理因素有：膀胱功能异常，夜间逼尿肌过度兴奋，生理性膀胱容量减少，尿液不能储存；发育迟缓，中枢神经调节系统发育不完善，膀胱逼尿肌与尿道括约肌不协调；夜间多尿，抗利尿激素夜间分泌不足，夜间尿液不能浓缩；睡前饮水过多，肾脏在夜间产生大量的尿液。

4. 环境因素

养育方式不当，缺乏排尿习惯和规范如厕训练，如长期使用尿布，父母夜间不唤醒孩子、抱孩子去厕所撒尿等，还有其他社会心理影响，如环境变化、惊吓、惩罚、严厉批评或长期的焦虑、紧张、不安等因素，都可能导致排尿习惯发生改变或排尿调节控制能力受到影响。

（三）干预方法

由于家长对于儿童遗尿症的认识较少，重视程度不够，很多家长总认为"小孩尿床不用治，长大后就好了"，以至于没有及时治疗，让孩子错过治疗时机。希望家长们能够对儿童遗尿症这件事情引起重视，做到早发现、早治疗。

1. 正确认识遗尿的病因，消除幼儿的心理压力

造成遗尿的原因有很多种，家长一定要认真一一排查。遗尿不是患儿的过错，避免嘲笑、指责甚至嫌弃幼儿，要温和地对待幼儿，为幼儿创设健康的成长环境，鼓励幼儿进行正常的游戏和生活，帮助幼儿树立治疗的信心，减轻幼儿的心理负担。

2. 养成良好的生活习惯，加强排尿的训练

家长和老师要帮助幼儿养成健康的生活习惯和作息时间，晚餐推荐清淡饮食，少盐少油，控制幼儿入睡前的饮水量。白天可以有意识地控制幼儿如厕排尿，进行适当的憋尿的训练，使幼儿控制排尿的能力增强。帮助幼儿养成睡前排空膀胱的习惯，摸索夜间排尿规律，及时唤醒幼儿排尿。排尿时，将幼儿唤醒至清醒状态下，在卫生间排尿。

3. 遵医嘱采用药物治疗

遗尿症患者可以通过药物的方式来治疗，如服用丙咪嗪等药物。丙咪嗪对膀胱具有

抗胆碱能作用，可使膀胱的容量扩大，并可刺激大脑皮层，让患者容易惊醒，起床排尿；还可以采用中医食疗。

六、攻击性行为

（一）主要表现

幼儿攻击性行为

攻击性行为是幼儿常见的一种问题行为，主要表现为当幼儿受挫时显得焦躁不安，采取打人、咬人、抓人、踢人、冲撞他人、夺取他人东西、砸东西等行为方式，一般以躯体攻击为主，言语攻击为辅。攻击性行为可分为两种：一种是敌意的攻击性行为，以伤害他人，使别人痛苦为目的的侵犯行为，如嘲笑、殴打等；另一种是工具性攻击性行为，指为了实现某种目标而以攻击行为作为手段，如为了从其他小朋友手中获得一个可爱的玩具。

（二）原因

1. 环境影响

对于幼儿来说，攻击性行为大多是模仿。在成长环境中，如果家长的教育方法不对，常常打骂孩子，就会让孩子觉得打人、暴力是可取的行为，从而模仿以采取暴力来解决问题。还有一些影视作品、游戏里面的暴力情节也会对幼儿产生潜移默化的影响。当幼儿最初出现攻击性行为的时候，家长如果没有及时地给予正确的引导，也等于纵容和强化了该行为。如果所处的环境拥挤、嘈杂、混乱，也容易导致幼儿的攻击性行为。

2. 心理因素

错误的教育方式导致某些幼儿以自我为中心，不能理解和体谅他人，缺乏人际交往的方法和技巧，情绪冲动、自制力差等人格缺陷都容易导致攻击性行为。

（三）干预方法

1. 创设良好的成长环境，杜绝无意识模仿刺激

家长和老师要寻找幼儿攻击性行为形成的原因，努力为孩子营造健康的成长环境，学习正确的教养方式，为孩子选择以温暖有爱为主题背景的积极向上的动画影视作品，限制幼儿观看有暴力倾向的节目。当发现幼儿模仿时，家长和老师要及时给予正确的引导，使幼儿明辨虚构和现实生活的差距。

2.及时制止，正确引导，运用多种方式进行矫正

当发现幼儿有攻击性行为时，家长和老师要及时制止，在了解事情发生的来龙去脉以后，正确地引导幼儿看到自己攻击性行为产生的原因和带来的后果，使其意识到攻击性行为是不对的。同时学习如何用正确的方式代替攻击性行为处理事情。如果幼儿情绪很激烈，可以用冷却法、转移注意力等方法，等其情绪平静下来以后，耐心加以引导，切不可以暴制暴。同时，可以通过角色扮演等方式，多给幼儿提供一些通过正确的方式代替攻击性行为的成功体验的机会，帮助幼儿养成良好的行为习惯。

七、屏幕儿童

屏幕儿童是指在电视、电脑等各类屏幕前长大，生活中一刻也离不开屏幕，一醒来就开始看电视或上网，吃早饭时、放学回家后、吃晚饭时也都在看电视或上网的儿童。屏幕儿童跟家人的交流也因为屏幕的存在而显得心不在焉。电视、移动设备和网络游戏等科技产品给孩子提供了娱乐项目、文化和教育，成为我们日常生活中非常重要的一部分，然而幼儿如果过度接触这些电子设备，很容易成为屏幕儿童。

(一) 主要表现

经常看电视、玩电脑游戏等造成的屏幕儿童很容易有肥胖问题、睡眠问题、攻击性问题、注意力障碍、语言发展障碍、人际交往问题等。过多地看电视和用电脑，长期不与人交流或答非所问，会导致交流能力下降，影响儿童的人际关系，严重者会逐渐丧失交流能力。屏幕儿童严重缺乏学习能力和学习思维，甚至以各种身体不适为理由反对学习，产生厌学情绪。有的孩子可能出现头痛、眼痛、眩晕、视力下降或是因缺少活动而造成肥胖或体质下降等。屏幕使孩子失去主动思维，在认知的学习中孩子们可能变得被动、不再爱动脑筋，更不利于孩子将来抽象思维的发展。屏幕体察不到孩子的变化，不能看到孩子的情绪，也没有眼神和肢体语言的交流，这使孩子变得沉默寡言、行为举止怪异，学习、思维、交际、判断等能力下降。屏幕使得儿童可能有酒精、药物治疗与非法毒品上瘾的倾向。

(二) 原因

1.环境因素

很多家长缺乏必要的媒体知识，认为把孩子交给电视、电脑、手机等电子设备，不仅可让孩子们安静、听话，还可以跟着屏幕学习到很多的知识。现在的父母工作压力大，关注孩子的时间骤减，也很少学习科学地做父母的课程，缺少有效的亲子沟通。幼儿在成长过程中普遍缺少玩伴，兄弟姐妹比较少，邻里之间也很少交流互

动。随着媒体的迅速发展，现在很多家长利用媒体寻找资讯、学习进修、自我消遣、娱乐等，很多成人也很难做到自控，这均给孩子以潜移默化的影响。

2. 社会因素

随着经济竞争的日趋激烈，很多企业为了追求经济效益，不惜牺牲孩子的健康，如N集动画片大连播，孩子想休息一下都不可能。各种各样的游戏打着教育和学习的口号，父母缺少选择和监管，孩子们缺少辨别和自控的能力而深陷其中，不能自拔。

（三）干预方法

1. 正确认识，以身作则，做好榜样

父母要正确认识并学习必要的媒体知识和科学的养育方法，严格控制家里的屏幕时间，推迟子女开始使用各种电子设备的年龄。父母同样要以身作则，严格控制自己的屏幕时间，以健康的自我意识来教育子女，培养孩子自我管理、自我控制的能力。

2. 增加亲子互动，创设有意义的活动替代媒体影响

父母要想办法增加亲子交流的时间，如给孩子讲绘本，与孩子一起做游戏、做家务等。为孩子创设一些有意义的学习和工作的机会，可以邀请一些小朋友到家里玩，或一起在社区扎堆玩等，以免孩子孤单而在心理上产生对屏幕的依赖；多增加户外运动，亲近大自然，如可以自助旅游或参加亲子派对；带着孩子参加一些有益身心发展的培训或者沙龙等。

第二节　幼儿特殊的心理行为问题

一、喂养障碍

喂养障碍是指婴幼儿持续进食不当，造成体重不增或下降。幼儿的成长发育非常迅速，对营养的需求量非常大，如果出现喂养不当而营养失调，会引起生长发育障碍，身心健康受损的可能性很大。

（一）主要表现

喂养障碍的患儿对各种食物均不感兴趣，没有食欲或偏食，多数幼儿存在只吃一两种食物的偏食现象，且进食不多。患儿饮食量过少，甚至抗拒进食，有时会将口中的食物吐出。婴儿表现不吃奶或吃奶很少，幼儿表现不思饮食，一餐饭用时常超过1小时。

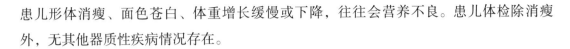

患儿形体消瘦、面色苍白、体重增长缓慢或下降，往往会营养不良。患儿体检除消瘦外，无其他器质性疾病情况存在。

（二）原因

1. 生理因素

喂养障碍的生理因素有婴幼儿发育迟缓、婴幼儿慢性疾病、神经肌肉或颌面部功能失调、胃食管反流、食物过敏等。

2. 心理因素

喂养障碍的心理因素是指父母经验不足，喂养方法不当，造成幼儿对进食的恐惧、对食物的厌倦。

（三）干预方法

首先需要把因喂养不当造成的消化功能紊乱和某些原发性器质性疾病引起者区别开，在医嘱下进行一些必要的身体检查，排除生理因素造成的影响。

1. 建立良好的进餐环境

父母与幼儿应在心理上建立信任关系，尊重患儿的需求和选择，鼓励主动参与进食活动；避免强迫幼儿进食，可以选择跟同伴坐在一起用餐，给予少量相同食物，确保餐桌上有患儿所喜爱的食物，能满足其感觉和生理的需求；可以带着幼儿一起参与制作美食，一起布置进餐的环境，用餐前及用餐过程中播放一些轻音乐，创设温馨、愉快的进餐环境。

2. 激发食欲

喂养成功的关键在于激发幼儿的食欲。如果幼儿对食物表现出拒绝，不应采取强迫进食的手段，而应寻找足够的机会，使幼儿在愉快的情况下去尝试食物，从拒绝到接受，多数幼儿会自然进食；在食物准备上，做到营养均衡，注意饭菜的色香味俱全，也可以制作一些卡通的造型吸引幼儿；适当增加幼儿的运动量，通过运动促进新陈代谢，加快其对食物的吸收，使幼儿有饥饿感，产生食欲。家长也可以根据幼儿的实际情况适当补充锌剂及健胃药物。

3. 用游戏的方式适当地进行进食感官训练

家长和老师应组织一些感官游戏活动，提高幼儿的口腔感觉觉察及分辨功能，培养主动口腔探索、主动品尝各种味道食物的意愿及信心，减轻感觉防御，发展分辨食物味道和质地的能力。如引导幼儿用杯饮和用吸管吸时唇控制功能的活动，伴着音乐有节奏地玩发声游戏、口腔按摩，练习用正念的方式来品尝食物等。

二、异食癖

异食癖是由于代谢机能紊乱，味觉异常和饮食管理不当等引起的一种非常复杂的多种疾病的综合征。

（一）主要表现

在日常生活中，可看到某些孩子总爱吃墙皮、土块、纸张、毛发、蜡笔等"怪"东西。患儿会吃下去较小的东西，用舌头去舔较大的东西，且不听人劝阻，常躲在一边悄悄吞食。异食癖的危险不在于其行为本身，而在于吃下去的"食物"对身体的危害，常可引起多种疾病。异食癖的幼儿常会出现食欲减退、腹痛、呕吐、便秘、营养不良等症状。

（二）原因

过去人们一直以为，异食癖主要是因体内缺乏锌、铁等微量元素引起的。目前越来越多的医生认为，异食癖主要是由心理因素引起的，往往与家庭忽视和不正常的环境因素有关。此病初期可因无人照顾擅自拿取异物，日久成为习惯，变成不易解除的条件反射。但是对于异食癖的真正成因和治疗方法却没有任何实质性进展。

（三）干预方法

1. 正确看待异食癖症状，学习正确的养育方式

当发现幼儿有异食癖的症状时，家长应该给孩子多一些关心，切忌简单粗暴，不可责罚小儿和捆绑孩子的手足，这样不但不能解除嗜异习惯，反而会使行为得到强化，甚至出现逆反心理，使他们暗中偷吃此类不洁之物。家长必须调查清楚幼儿异食癖产生的原因，如果是心理原因，一定要反思自己的教育方式，是教养方式不当，还是疏于照顾，应及时学习并改善。

2. 引导幼儿合理膳食，适当补充微量元素

家长要给孩子多讲授一些科学知识，使他们养成良好的饮食习惯，不偏食、挑食，注意个人卫生，饭前便后必须洗手，不咬指甲，不吃脏东西和非食物性物品；当给婴幼儿添加辅食时，年长儿食谱的安排一定要注意含锌食物的选择，如瘦肉、猪肝、鱼类、蛋黄等，也可以适当地给幼儿补充锌剂。

三、反刍障碍

反刍障碍是一种少见的进食行为障碍。其特征是反复出现食物反流及再咀嚼部分已消化的食物而导致体重减轻或不增，而不伴恶心、干呕或相关的胃肠道疾病（如胃食管

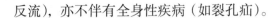

反流），亦不伴有全身性疾病（如裂孔疝）。

（一）主要表现

患反刍障碍的婴儿常用自己的舌头、抚慰器或手指引起反流。反流食物的量似乎很少，但营养已丢失。反复的反流和再咀嚼已部分消化的食物，然后再咽下或吐掉，头部不停地移动，体重下降或体重不增是本病的特征。典型的反刍常发生在进餐后几分钟，可持续几小时，几乎每日餐后均可发生。反流常常是毫不费力的，极少伴有强有力的腹部收缩或干呕。有的病人可出现口臭、消化不良、嘴唇慢性流血和皲裂，有时在病儿的下颌、颈部和衣服上部可发现呕吐物。

（二）原因

反刍障碍的原因主要是不正常的母婴关系。婴儿缺乏刺激、被忽视会导致婴儿去寻求内部的满足，或婴儿在一个刺激过多的环境中会将反刍作为一种逃避的手段。反刍的发作和维持也常常与无聊、缺乏乐趣、慢性的家庭关系不和谐和母亲的病理心理有关。由反刍产生的愉快感觉或者在反刍后得到其他人的注意增多而使行为得到阳性强化，可导致反刍行为增加。反刍也可以由于阴性强化，如反刍时一个令人讨厌的事情（如焦虑）被解决而维持下来。患儿身体的原因包括胃食管反流、食管或胃末端的扩张、消化道上部括约肌的过度活动、贲门痉挛、幽门痉挛、胃酸过多、咀嚼不足、病理性反流、吸吮手指或手等。

（三）干预方法

1. 加强养育指导、家庭治疗和环境控制

通过教育和培训，帮助父母使用正确的方法对待患儿，改变喂养方法和患儿的社会及生理环境。在咨询当中应注意探究隐藏在家庭内部的冲突，必须对婴儿与主要照顾者的相互关系和家庭环境进行深入、动态的评估。

2. 结合行为矫正，听从医嘱，积极治疗

对正确的进食行为采用阳性强化，而对反刍和不适当的行为则给予轻微的惩罚。同时，必须给患儿补充热量。因伴有胃食管反流致反复吸入消化液而导致气管炎或肺炎、反流性喉痉挛、支气管痉挛和哮喘反复发作时，必须进行胃食管反流的治疗。

四、语言发展障碍

语言发展障碍是指幼儿在发展过程中对语言的符号和规则在理解和表达上出现的异常现象。

（一）主要表现

幼儿语言发展障碍主要表现在以下 4 个方面：

（1）语音障碍。语音主要与词汇中的声音类别或声音类型有关。语音障碍的幼儿说话时词语或短语的发音是不正确的，而这也导致了他人无法理解幼儿所表述的内容。

（2）语言发育迟缓。这是指发育中的幼儿在预期时间内未能达到与其实际年龄相应的语言水平。

（3）语言流畅性异常。语言的流畅性是指语言表达的速度与节律，以及语音、音节、词汇或句子常有中断、不持续的现象，简称为口吃。幼儿口吃经过正确的引导，一般有自愈倾向，大约只有 1% 会真正成为口吃疾病。

（4）病因性语言发展障碍。患有自闭症、智力障碍、听力损失、脑性瘫痪、腭裂、脑炎等的幼儿也会伴随语言障碍。

（二）原因

造成语言发展障碍的原因很多，包括遗传等先天因素，如自闭症、智力障碍等；还有一些生理原因，比如与脑组织有关语言部位的功能发育不完善或损伤有关，或者神经系统发育缓慢造成。除此之外，我们要考虑养育环境以及电子产品的影响。尽管遗传提供了幼儿语言发展的可能性，但如果不生活在社会语言环境里，这种可能性也不会变成现实，典型例子如印度狼孩。同时研究表明，将幼儿教育托付给老人或保姆、放任幼儿玩耍，或者长时间对着电子产品，缺乏语言交流或家中语言混杂者也是导致幼儿语言发展障碍的重要原因。

（三）干预方法

幼儿阶段是语言发展的关键时期。只有有效改善幼儿原有的语言发展条件，为其创造良好的语言学习环境，才能避免或减轻幼儿的语言障碍。有研究表明，存在语言障碍的幼儿在 5 岁前若无有效介入，将造成永久性语言损伤。

1. 给幼儿提供良好的语言成长环境

老师和家长要为幼儿创设宽松、愉快的说话氛围，组织丰富多彩的活动，使幼儿在活动中扩大眼界、丰富知识、积累词汇量。大人要有意识地和他们交谈，鼓励他们大胆说话，提供更多的语言实践机会，使幼儿在交往中学习正确地使用语言。成人要发挥榜样的作用，与幼儿交流时坚持说普通话，尽量做到吐字清晰、正确，潜移默化地影响幼儿语言的发展。

2. 正确对待幼儿语言发展过程中存在的各种问题

当幼儿出现各种语言发展问题时，我们要正确看待，不要过分关注，也不加以批评，更不能嘲笑、讽刺、责备等，要接纳幼儿在成长过程中的各种状况，有针对性地采用合适的方法进行干预。成人宜用平静、从容、缓慢、轻柔的语气语调和幼儿说话，来舒缓他们的焦虑，使他们学会说话时不着急，呼吸平稳、放松，不要注意自己的问题，建立说话的自信心。我们要多让幼儿练习朗诵、唱歌，不强迫幼儿当众说话。

五、智力障碍

智力障碍又称智力缺陷、智力落后，指的是由于大脑受到器质性的损害或是由于脑发育不完全从而造成认识活动的持续障碍以及整个心理活动的障碍。

(一) 主要表现

智力障碍幼儿不能运用已获得的知识进行正常表达，感知不精确，注意和记忆困难，不善于推理及判断，缺乏创造能力，而且情绪不稳，喜怒无常，意志薄弱，缺乏自控能力，适应能力较差。

(二) 原因

1. 遗传因素

如果幼儿父母或者家族中有智力低下者，可以考虑遗传因素影响。染色体异常如先天愚型等占弱智儿童的 5% ～ 10%，基因突变如先天性代谢异常病属于此类。

2. 器质性因素

智力障碍的器质性因素有：产前损害，包括宫内感染、缺氧，以及理化因素如有害毒物、药物、放射线、汞、铅、吸烟、饮酒、吸毒、孕妇严重营养不良或孕妇患病；分娩时产伤，包括窒息、颅内出血、早产儿、低血糖、核黄疸、败血症；出生后患病，包括患脑膜炎、脑炎、颅外伤、脑血管意外、中毒性脑病，内分泌障碍如甲状腺功能低下、癫痫等。

3. 环境因素

智力障碍的环境因素包括出生后没有提供适合其智力发育的教育环境，错过了智力发展的关键期，比如狼孩、猪孩等案例。

(三) 干预方法

儿童有明显的智力低下时，大多数在婴儿期就能识别，然而轻度智障往往在进入小学之后才能发现。幼儿阶段是智力发展的关键期，越早干预，效果越好。

1. 早期治疗

有些先天性代谢异常病，例如苯丙酮尿症、同型胱氨酸尿症、先天性甲状腺功能低下症（克汀病）等，若能在新生儿期做出诊断，及时治疗，多数病儿的智力可免受损害或病情可得到控制。如果是器质性因素造成，或受疾病影响，则需要在医生的指导下进行药物治疗。

2. 特殊教育

一般采用一对一的特殊教育方案，把智障儿童的学习目标分解成一连串的小目标，让患儿循序渐进地学习每个小步骤，慢慢地完成目标任务的学习，在这个过程中对孩子的进步要及时予以表扬和肯定。患儿到了学龄期，最好进入专门开设的特殊学校，进行有针对性的训练。

六、学习障碍

学习障碍（LD）是欧洲国家习惯的省略用语。历史上对 LD 有过多种定义。到目前为止，可查阅到的与学习障碍有关的术语及其定义已达 90 种以上。世界卫生组织对学习障碍的定义如下：学习障碍是指从发育的早期阶段起，儿童获得学习技能的正常方式受损。这种损害不是单纯缺乏学习机会的结果，不是智力发展迟缓的结果，也不是后天的脑外伤或疾病的结果。这种障碍来源于认识处理过程的异常，由一组障碍所构成。

（一）主要表现

学习障碍主要表现在阅读、拼写、计算和运动功能方面有特殊和明显的损害。LD通常包括发育性的 LD 与学业性的 LD，前者如注意力缺陷、知觉缺陷、视 - 动协调能力缺陷和记忆力缺陷等；后者如阅读能力障碍、书写能力障碍和数学障碍。

（二）原因

学习障碍的原因到目前尚不清楚，仍处于探索阶段，普遍认为是多种因素综合作用的结果。

1. 生理因素

（1）儿童由于某种病伤而造成轻度脑损伤或轻度脑功能障碍；（2）遗传因素，有些学习技能障碍具有遗传性；（3）身心发育缓慢，某些微量元素不足或膳食不合理，营养不平衡可影响智力发育，感觉统合失调或运动协调功能差；（4）身体疾病，孩子若体弱多病，身体状态不佳，经常缺课，学习的内容脱节，自然会导致学习困难。

2. 环境因素

（1）不良的家庭环境使幼儿未得到良好教养，如在幼儿早年生长发育的关键期，没有提供丰富的环境刺激和教育；（2）不适当的学习内容和教育方法使幼儿产生厌学情绪，学习动机水平低，学习动力不足，学习兴趣差，情绪易波动，存在意志障碍、认知障碍，自我意识水平低等。

（三）干预方法

1. 心理干预

与幼儿建立良好的、平等的朋友关系；通过心理咨询使幼儿摆脱心理冲突，激发学习的动力，对学习产生兴趣；及时发现幼儿学习中的一些障碍及困难，并提供合适的解决方案，引导幼儿建立自我效能感，感受学习的快乐。

2. 教育干预

幼儿阶段的主要思维是具体形象思维。我们要遵循幼儿身心发展的特点和规律，对幼儿实施德、智、体、美等全面发展的教育，促进幼儿身心和谐发展。幼儿阶段主要通过游戏的方式，让其在轻松愉快的环境中学习。发展幼儿智力，培养正确运用感官和运用语言交往的基本能力，增进他们对环境的认识，培养其学习兴趣和求知欲望，以及初步的动手探究能力。切不可幼儿教育小学化，过分强调知识的灌输，使幼儿对学习产生害怕、厌倦情绪。

3. 感觉统合训练

感觉统合训练是指基于儿童的神经需要，引导他们对感觉刺激作适当反应的训练。此训练提供前庭（重力与运动）、本体感觉（肌肉与感觉）及触觉等刺激的全身运动，其目的不在于增强运动技能，而是改善脑处理感觉资讯功能的方法。感觉统合训练的关键是同时给予儿童前庭、肌肉、关节、皮肤触摸、视、听、嗅等多种刺激，并将这些刺激与运动相结合。感觉统合训练涉及心理、大脑和躯体三者之间的相互关系，而不只是一种生理上的功能训练。儿童在训练过程中获得熟练的感觉，可增强自信心和自我控制的能力，并在指导下感觉到自己对躯体的控制，由原来焦虑的情绪变为愉快，在积极积累经验的基础上，敢于对意志想象进行挑战。感觉统合训练就是要用耐心培养孩子的兴趣，建立孩子的自信心；要让孩子在游戏中感到快乐，从而促进其学习能力的提升。

七、焦虑障碍

焦虑障碍是指幼儿在微小事情和无明显原因下发生的发作性紧张、莫名恐惧、担心害怕、烦躁不安，常伴有头昏、头痛、口干、多汗等植物性神经系统功能异常的表现。幼儿焦虑障碍的发病率相对来说比较高，种类也比较多，常见的包括分离性焦虑、过度焦虑反应、期待性焦虑、社交性焦虑和境遇性焦虑、素质性焦虑以及环境性

焦虑障碍

焦虑等六种。

（一）主要表现

幼儿焦虑障碍主要有以下一些表现。

（1）生理上：幼儿出现胸闷、心慌、呼吸短促、肌肉紧绷、手脚冰冷、出虚汗、肠胃不舒服等。

（2）行为上：幼儿表现出逃避、害羞、黏人、犹豫不决或企图控制周围世界，咬手指、尿床、扯头发、坐立不安等。

（3）情绪上：幼儿表现出过度警惕、忧虑、恐慌、害怕、紧张、失控。

（4）思维上：幼儿产生各种焦虑的想法，如"万一地震了怎么办""我总是做不好"等。

（二）原因

幼儿焦虑障碍有先天因素和后天因素。

1. 先天因素

焦虑障碍父母所生的子女患焦虑障碍的比例较正常家庭的高，家族中有焦虑症病史的，也会对后代产生一定的影响。这类孩子往往有内向、敏感、自信心不足的性格特点，容易紧张、多虑。

2. 后天因素

父母不恰当的教养方式是幼儿产生焦虑的重要因素。家长对孩子过于苛求，经常用批评、惩罚的方式，会使孩子整天处于紧张状态，久而久之，会导致孩子过度焦虑反应；家长对孩子过于溺爱、千依百顺，孩子缺少独立自理的能力，当孩子走出家庭，脱离了父母的保护伞，遇到挫折和困难无法解决时，也容易患上焦虑症；父母把孩子当作宣泄的"垃圾桶"，向孩子倾诉生活中的烦恼，成人的生活压力影响孩子，孩子无法理解，也容易产生焦虑。有些幼儿园教师本身不合格，没有建立正确的儿童观、教育观，教学方法不对；幼儿园小学化倾向，采用填鸭式的教学方法，学习任务过重，娱乐及睡眠时间少，压抑了幼儿好玩的天性，日久也会形成幼儿焦虑症。

（三）干预方法

1. 成人改变不当的教养方式，为幼儿创设健康的成长环境

了解并消除引起焦虑症的原因，改善家庭与学校的环境，创造有利于幼儿健康成长的环境，鼓励家长学习正确的教养方式对待幼儿，减轻幼儿心理压力，建立幼儿自信心。对于有焦虑倾向的父母，要帮助他们认识到本身的个性弱点对幼儿成长不利，必须同时接受治疗。

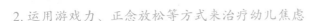
2.运用游戏力、正念放松等方式来治疗幼儿焦虑

游戏力就是父母以游戏的方式来处理孩童的焦虑、情绪、自主性等问题。游戏具有疗愈价值，可让幼儿从困顿状态恢复过来，走出去（Play it Out）。游戏力概念出自美国心理学家科恩的著作《游戏力》（*Playful Parenting*），即父母要具备游戏精神，但不必掌握更为专业的游戏治疗技术（Play Therapy），只要求父母肯放下大人的架子，去和孩子共情，和他们联结，和他们玩游戏。正念是对注意和觉察能力的培养，是一种对身体健康和心理健康都能产生深远影响的重要生活技能。通过正念放松练习，幼儿可以更好地进行情绪管理、自我调节并提升注意力等。

八、恐怖障碍

幼儿恐怖障碍是指幼儿对于明知对自身没有伤害的对象不由自主地产生强烈、持久的恐惧，并且出现回避和退缩行为，伴随有心跳增快、心慌、出汗、脸色发白、尿频，甚至瞳孔散大等自主神经症状。

（一）主要表现

《中国精神障碍分类与诊断标准（第三版)》（CCMD-3）关于恐惧症的诊断标准如下。

（1）符合神经症的诊断标准。

（2）以恐惧症状为主要临床相，符合以下各条：1）对某些客体或处境有强烈恐惧，恐惧的程度与实际危险不相称；2）发作时有焦虑和自主神经症状；3）有反复或持续的回避行为；4）知道恐惧过分或不必要，但无法控制。

（3）对恐惧情景和事物的回避必须是或曾经是突出的症状。

（4）排除焦虑症、疑病症和精神分裂症。

（二）原因

1.先天因素

有研究表明，如果父母亲或者家族里面有恐惧症患者，子女得恐惧症的概率会更高；如果成人对某物有恐惧，幼儿很容易受其影响；如果幼儿属于抑郁质气质类型，敏感、内向、胆小，更容易得恐惧症。

2.后天因素

过分严厉和教条化的教养方式，让幼儿从小缺乏安全感，容易形成内向、敏感、多疑的性格特点；幼儿年龄小，知识经验有限，所以比成人有更多的来自本能的害怕，如恐惧黑暗、巨大的声响、陌生的场景等；挫折经验，如被狗咬过的孩子会怕狗；有些幼儿入园时有一些挫折体验，如果处理不当很容易发展成恐惧症。

（三）干预方法

1. 成人要以身作则，做好榜样

父母和老师要做好孩子的榜样。一方面，不要用恐吓类的话语如用鬼神、妖怪来吓唬孩子，虽然能奏效一时，但在孩子的心灵上却播下了恐惧的种子，是得不偿失的。另一方面，父母要加强孩子内在心理力量的培养，鼓励孩子尝试去做一些事情，培养他们勇于探索的精神，建立自信心，从而帮助孩子克服恐惧的心理。

2. 用适合幼儿的方式，帮助幼儿理解恐惧的对象

我们很容易对未知事物产生恐惧，如果一旦明白了，恐惧自然就消失了。如有些幼儿害怕影子，成人可以给幼儿讲解光学原理，让幼儿知道影子是怎样产生的，从而消除他对影子的恐惧；也可以跟幼儿玩一些踩影子的游戏，引导幼儿放下恐惧和影子交朋友。

3. 鼓励孩子说出内心的恐惧，并用行为疗法帮助其克服

当恐惧的事情能够说出来，并被理解、接纳，内心的恐怖情绪自然就会降低了。也可用系统脱敏法治疗，即让幼儿有保护地逐步接触恐惧对象，逐渐消除恐惧心理。例如，幼儿害怕狗，我们可以选择一些非常可爱的哈巴狗，先从远处观察，然后自己做示范去拥抱小狗，让其看到我们是安全的，然后逐步陪伴鼓励孩子接近小狗，放下恐惧。幼儿恐惧心理的矫正实际上是对幼儿勇敢精神的训练。训练中辅助以阳性强化法，当孩子表现勇敢时就立即予以奖励和表扬。

九、抑郁障碍

抑郁症是由各种原因引起的以抑郁为主要症状的一组心境障碍或情感性障碍，是一组以抑郁心境自我体验为中心的临床症状群或状态。儿童抑郁症是起病于儿童或青少年期的以情绪低落为主要表现的一类精神障碍。和成年人相比，孩子往往不知道如何表达自己的抑郁情绪，而以儿童的方式发泄自己的"不快乐"，通过与其年龄有关的各种行为将问题表现出来，这使基本抑郁症状态更加复杂化。在日常生活中，父母、学校老师常会忽视孩子的抑郁表现，而延误了病情。

（一）主要表现

抑郁症的孩子一般集中有两种表现：一种是以扔东西、发脾气、打人骂人、烦躁不安、易激惹、违拗、离家出走、厌学、叛逆等向外的攻击为主，让人难以和"抑郁"联

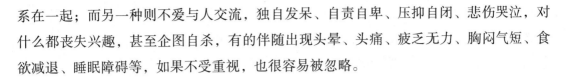

系在一起；而另一种则不爱与人交流，独自发呆、自责自卑、压抑自闭、悲伤哭泣，对什么都丧失兴趣，甚至企图自杀，有的伴随出现头晕、头痛、疲乏无力、胸闷气短、食欲减退、睡眠障碍等，如果不受重视，也很容易被忽略。

（二）原因

1. 遗传因素

家族内发生抑郁症的概率为正常人口的 8～20 倍，且血缘越近，发病概率越高。有调查发现，儿童抑郁症中约 71% 有精神病或行为失调家族史。抑郁症儿童和青少年的一级亲属终生患该症比率为 20%～46%。儿童抑郁症的危险因素包括：（1）亲子分离或早期母婴联结剥夺；（2）父母患有精神病；（3）父母虐待或忽视；（4）家族中有抑郁症和自杀史；（5）某些慢性躯体病。

2. 生物因素

有研究证明，抑郁症患儿的血浆皮质醇含量增高，提示可能有下丘脑－垂体－肾上腺素轴（HPA 轴）功能障碍。对抑郁症儿童进行地塞米松抑制试验（DST），结果为阳性，即患儿服用地塞米松后未见抑制皮质醇现象。住院儿童、少年抑郁症 DST 较门诊病例更为敏感，年龄越低越明显。药理研究表明，中枢去甲肾上腺素（NE）和 / 或 5－HT 及受体功能低下，是导致抑郁症的原因。抗抑郁药的作用主要是提高或调节中枢单胺递质及受体功能。因此，抑郁症的胺代谢障碍假说已逐步形成了受体过敏学说，用来解释发病机制。

3. 心理因素

有研究发现，习惯向外攻击的抑郁症幼儿个性多为倔强、违拗的胆汁质、多血质气质类型，而习惯向内攻击的抑郁症幼儿个性多为敏感、内向、依赖的抑郁质、多血质气质类型。

4. 社会因素

幼年母子情感剥夺、丧失父母、父母分离、早年亲子关系不良均可增加发生情感性障碍的危险性。早年生活里缺少安全感，常年受挫，被忽视、被压抑、被控制、被虐待，过多的受挫经验很容易造成习得性无助感、消极的自我评价和悲观的非理性思维，久而久之，可产生绝望感及抑郁症。

（三）干预方法

1. 高度重视，提高警惕，理解倾听孩子，改善成长环境

家长和老师要学习正确的养育方法，正确地对待幼儿，积极创设有利于幼儿身心健康成长的环境，注重幼儿健康人格的培养。作为孩子最亲近的父母，最容易发现孩子的

情绪变化，关键是要重视。如果发现以下一些信号，父母要提高警惕：孩子的情绪变得十分暴躁，易激惹甚至控制不住打父母；对以前感兴趣的事物和活动失去兴趣，感觉疲惫无力；总是独来独往，悲观失望，郁郁寡欢；胃口不好，失眠，身体频频不适。父母发现孩子出现异常问题时，不要轻易下结论，要倾听孩子的想法，帮助他一起分析，弄清楚事情的真相后再决定如何处理。需要提醒家长的是，如果父母无法调节孩子的抑郁情绪，则须请教心理咨询师或者心理医生加以解决。

2.了解抑郁的成因，提供支持性的心理治疗或接受药物治疗

了解抑郁的成因，及时给这些孩子以心理辅导和治疗，在医生的指导下辅以药物治疗，可以帮助孩子尽快恢复到正常状态。一般儿童的抑郁症药物在 10～12 岁以上方可使用。对学龄前儿童一般推荐用抗焦虑药，对减轻焦虑紧张恐惧等症状有良好的效果。同时还有较好的镇静、睡眠作用，主要药物包括阿普唑仑、氯硝西泮、氟西泮等。抗焦虑药副反应较轻，但反复使用者最好不要长期单一用药。心理治疗在儿童抑郁症中能起到重要的作用，常用的心理治疗有支持治疗、儿童精神分析、认知行为治疗和家庭治疗，还有适合幼儿年龄特点的游戏治疗、绘画治疗、音乐治疗等。

第三节　幼儿综合性心理行为问题

一、多动症

幼儿多动症

多动症（ADHD）又名注意缺陷多动障碍或轻微脑功能失调，是儿童期常见的一类心理障碍。多动症表现为与年龄和发育水平不相称的注意力不集中和注意时间短暂、活动过度和冲动，常伴有学习困难、品行障碍和适应不良。多动症的患病率为 3%～7%，男性多于女性，部分患儿成年后仍有症状，明显影响患者学业、身心健康以及成年后的家庭生活和社交能力。

（一）主要表现

1.注意缺陷

注意缺陷表现为与年龄不相称的明显注意集中困难和注意持续时间短暂，这是该症的核心症状。幼儿常常表现为注意力不能持久，很容易分心，玩游戏不能深入，经常半途而废，频繁转换。

2. 活动过多

这种活动过多与一般儿童的好动不同，其活动是杂乱的，缺乏组织性和目的性，变化很多。患儿经常显得不安宁，手足小动作多，坐不住，在教室或其他要求安静的场合不能控制自己，擅自离开座位，到处乱跑或攀爬，难以从事安静的活动或深入的游戏。

3. 行为冲动

行为冲动常表现为情绪不稳定，易激惹，起伏不定，不能控制好自己的情绪，任性冲动，常常不顾及后果，容易有攻击性行为，没有耐心，不能等待，经常插话、抢话。

4. 学习困难

多动症幼儿没有智力问题，但因为注意障碍和多动影响了学习，常有学习困难。

5. 神经系统发育异常

多动症患儿可能出现认知功能障碍，如翻手、对指运动、系鞋带和扣纽扣都不灵便，左右分辨困难，患者的精细动作、协调运动、空间位置觉等发育较差。少数患者伴有语言发育延迟、语言表达能力差、智力偏低等问题。

(二) 原因

1. 遗传

研究表明，多动症患儿的父母、同胞和亲属中患本病或其他精神疾病者明显高于正常儿童。

2. 生物因素

多动症的生物因素主要是各种原因引起的脑损伤和脑部器质性病变，如额叶功能低下，在额叶特别是前额叶、基底节区、前扣带回皮质、小脑等部位功能异常激活。其中与妊娠和分娩相关的危险因素包括 ADHD 患者母亲吸烟和饮酒、患儿早产、产后出现缺血缺氧性脑病以及甲状腺功能障碍。与 ADHD 发生有关的儿童期疾病包括病毒感染、脑膜炎、脑炎、头部损伤、癫痫。更多存有争议的与 ADHD 发生有关的因素包括营养不良、与饮食相关的致敏反应、过多服用含食物添加剂的饮料或食物、儿童缺铁、血铅水平升高、血锌水平降低，但目前证据尚不充分。

3. 心理社会因素

童年与父母分离、受虐待，父母关系不和，家庭破裂，教养方式不当等不良因素均可能成为多动症发病诱因或症状持续存在的原因。

(三) 干预方法

根据多动症患者及其家庭的特点来制定综合性干预方案。药物治疗能够短期缓解部分症状，对于疾病给患者及其家庭带来的一系列不良影响则更多地依靠非药物治疗方法。

1. 教育引导

幼儿多动症的治疗需要家长和老师的密切配合。教师和家长需要针对患者的特点进行有效的行为管理和心理教育，避免歧视、体罚或其他粗暴的教育方法，适当运用表扬和鼓励的方式提高患者的自信心和自觉性。当ADHD患儿的行为已经影响患儿参加学习的能力时，老师可以将患儿的座位安排在老师附近，以避免患儿上课时分散注意力；安排课程时要考虑到给予患儿充分的活动时间。

2. 心理治疗

运用支持性心理治疗建立良好的关系，让患儿感觉到被理解、被尊重，消除各种紧张因素，对治疗产生信心；同时运用行为疗法，对患儿进行有针对性的训练，重点在于培养和发展患儿的自制力、注意力等；也可以采用适合幼儿年龄特点的游戏治疗、绘画治疗、音乐治疗、故事治疗等方法。

3. 感觉统合训练

感觉统合训练是让孩子通过大量的运动训练培养有选择性的视觉、听觉、触觉，通过感官输入大脑，由大脑发出正确的运动指令。通过前庭及小脑的平衡调整，使孩子达到反应灵敏、专一，做出正确的活动回应。锻炼时，孩子必须高度集中注意力才能完成，因此对多动症的治疗很有帮助。

二、孤独症

儿童孤独症又称幼儿孤独症、早发幼儿孤独症、自闭症，是一类起病于3岁前，以社会交往障碍、语言沟通障碍和刻板、重复性行为为主要特征的心理发育障碍，是广泛性发育障碍中最有代表性的疾病。

(一)主要表现

《国际疾病分类》第10次修订本（ICD-10）中关于孤独症诊断的准则有以下几方面。

（1）3岁前出现功能发展异常或障碍（3项至少要有1项）：1）社交沟通情境之理解性或表达性语言。2）选择性社交依恋或交互性社会互动。3）功能性或象征性游戏。

（2）交互性社会互动方面的障碍（4项至少要有2项）：1）不会适当使用注视、脸部表情、姿势等肢体语言以调整社会互动。2）未能发展和同伴分享喜好的事物、活动、情绪等有关的同伴关系。3）缺乏社会情绪的交互关系，表现出对别人情绪的不当反应，或不会依社会情境而调整行为，或不能适当地整合社会、情绪与沟通行为。4）缺乏分

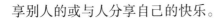

享别人的或与人分享自己的快乐。

（3）沟通方面的障碍（4项至少要有1项）：1）语言发展迟滞或没有口语，也没有用非口语的姿势表情来辅助沟通之企图。2）不会发动或维持一来一往的交换沟通信息。3）固定、反复或特异的方式使用语言。4）缺乏自发性装扮的游戏或社会性模仿游戏。

（4）狭窄、反复、固定僵化的行为、兴趣和活动（4项至少要有1项）：1）执着于反复、狭窄的兴趣。2）强迫式地执着于非功能性的常规或仪式。3）刻板和重复的动作。4）对物品的部分或玩具无功能的成分的执着。

（二）原因

孤独症确切的病因目前尚不清楚，国外不少研究认为，儿童孤独症的发病可能与遗传因素、生物因素、环境因素等有关。

1. 遗传因素

孤独症患儿家庭中有孤独症患者的较一般家庭中多，孤独症同胞及双亲存在类似的认知功能缺陷和特定的人格特征，这些都表明孤独症的发病存在遗传学基础。

2. 生物因素

生物因素主要是指孕期和围生期的不良刺激对胎儿造成的脑损伤，包括早产、难产、产伤、窒息、先天性风疹等。

3. 环境因素

环境因素主要指父母性格较内向，对子女冷淡和固执，家庭缺少温暖，或者父母忙于工作，疏于对孩子的教育，很少跟孩子交流，使孩子在成长过程中缺乏丰富和适当的刺激，没有形成良好的社会行为。孩子关闭了认识世界的心门，对外界环境不产生兴趣。

（三）干预方法

对于孤独症，目前还没有完全根治的方法，主要依据教育心理学原理，针对患者的症状特点而确定教育和矫治的策略。通过家庭、老师和治疗师共同的努力，幼儿能在不同程度上恢复正常的行为能力。

1. 药物治疗

研究发现，若能及早发现问题，对孤独症的问题进行行为分析和处置，必要时加上适当的药物治疗，就能将行为问题降低80%～90%，对促进患儿的学习和适应，减少家人和老师的负担有明显疗效。药物治疗可以减轻症状，但效果有限。

2. 教育训练

教育训练指应用行为矫治的原理，制定长期、有效的教育训练计划，以达到正常发展的目的。按照行为治疗中的强化原理，将强化原则应用于建立良好习惯、学习新的行为，并使良好的行为持续下去。如注意力训练：用一些患儿感兴趣的玩具吸引患儿注视说话人的脸，主动注视其目光，并逐渐延长注视时间，反复多次，并及时给予强化，使患儿对他人的存在、言语、目光等有所注意；帮助患儿学习姿势性语言，如点头、摇头等，并给患儿做出示范，要求其模仿，然后反复训练，每次模仿后进行及时的奖励，直到患儿能正确辨别和理解为止。

3. 家庭教育

在治疗过程中，家长是非常关键的因素。帮助家长认识孤独症的性质，了解疾病的可能原因，减少家属对疾病的恐惧心理和对孩子生病的自责和内疚感；指导家长学习教育训练的方法，积极与专业人员配合，一起训练和教育孩子。家长要给孩子提供一个亲密、和睦、舒适、安全的家庭环境，每天安排时间与孩子共同活动、游戏。父母不仅作为患儿的教师和训练人员，而且作为患儿能接触到的"人"，训练患儿对父母感兴趣从而对人感兴趣，患儿可在训练中学会交往技能和技巧。

知识拓展

行为阶段变化理论（Stage of Change Theory，SCT）又称为跨理论模型（Trans the Oretical Model of Hange），由美国罗德岛大学心理学教授 James Prochaska 提出，最初用于戒烟行为研究，后来拓展到体育锻炼行为、体重控制行为领域研究。行为阶段变化理论是指通过变化的阶段分析，从干预理论中整合出行为改变的过程和其中的一些主要规则。该理论认为，人的行为变化不是一次性事件，而是一个渐进的和连续的过程。在改变的过程中，人们在不同的阶段反复往返。因此，必须对不同个体采取不同的认知和策略行为，针对不同变化阶段应用不同的方法进行干预，若不持续进行干预，大多数人会停留在早期的行为改变阶段，不会获得良好的干预效果。

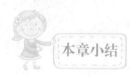

本章小结

本章从幼儿常见心理行为问题、幼儿特殊心理行为问题、幼儿综合性心理行为问题三个角度介绍了幼儿阶段比较常见的心理行为问题。对于每种幼儿行为问题集中探讨了其主要表现、原因、干预方法，其中常见的心理行为问题有吸吮手指、咬指甲、习惯性交叉擦腿、屏气发作、遗尿症、攻击性行为、屏幕儿童七种。特殊的心理行为问题从喂养与进食发展问题、幼儿认知发展问题、幼儿情绪发展问题三个维度进行了介绍，其中喂养与进食发展问题包括喂养障碍、异食癖、反刍障碍；幼儿认知发展问题包括语言发展障碍、智力障碍、学习障碍；幼儿情绪发展问题包括焦虑障碍、恐怖障碍、抑郁障碍。综合性心理行为问题主要有多动症、孤独症。

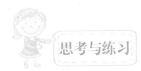

1. 什么是幼儿多动症？它有哪些表现？如何干预？

2. 什么是幼儿攻击性行为？如何干预？

3. 语言发展障碍主要表现在哪些方面？如何干预？

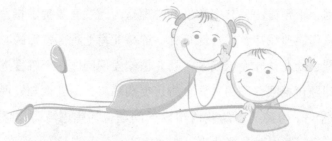

第九章　幼儿疾病预防策略

学习目标

1. 了解幼儿体格的锻炼方法和社区幼儿健康的管理内容。
2. 熟悉中国免疫规划程序、常规疫苗使用方法及疫苗接种后的反应。
3. 掌握培养幼儿良好的生活习惯和社会适应性行为的方法。

学习重难点

能运用所学理论制定幼儿良好的生活习惯和社会适应性行为的培养方案。

学习方法

1. 课前预习，拟出本章的知识结构。
2. 根据老师创设的情景和布置的任务主动学习，完成任务目标。
3. 联系日常生活的所见所闻，形象记忆相关理论。

教学建议

1. 讲授法：讲授中国免疫规划程序、常规疫苗使用方法及疫苗接种后的反应等章节内容。
2. 任务驱动法：老师创设幼儿适应性行为相关情景，布置任务目标，激发学生的兴趣和主动学习精神。
3. 分组讨论法：针对任务完成情况分组讨论并发言，老师给予点评和分析、指导。

心者，君主之官也，神明出焉。肺者，相傅之官，治节出焉。肝者，将军之官，谋虑出焉。胆者，中正之官，决断出焉。膻中者，臣使之官，喜乐出焉。脾胃者，仓廪之官，五味出焉。大肠者，传道之官，变化出焉。小肠者，受盛之官，化物出焉。肾者，作强之官，伎巧出焉。三焦者，决渎之官，水道出焉。膀胱者，州都之官，津液藏焉，气化则能出矣。凡此十二官者，不得相失也。故主明则下安，以此养生则寿，殁世不殆，以为天下则大昌。主不明则十二官危，使道闭塞而不通，形乃大伤，以此养生则殃，以为天下者，其宗大危，戒之戒之！

——《黄帝内经·素问·灵兰秘典论》

第一节　免疫规划程序

一、概述

免疫规划是指根据国家传染病防治的规划，使用有效的疫苗对易感人群进行预防接种所制定的策略，按照国家或省（自治区、直辖市）指定的疫苗品种、免疫程序或接种方案，在人群中有计划地进行预防接种，以预防和控制特定传染病的发生和流行。

预防接种的免疫制剂有主动免疫制剂和被动免疫制剂。主动免疫制剂具有抗原性，通过适当的途径接种到机体，使其产生特异性自动免疫力，称为疫苗，包括灭活疫苗、减毒活疫苗、多糖疫苗、亚单位疫苗、基因工程疫苗、合成疫苗等。被动免疫制剂属特异性免疫球蛋白，具有抗体属性，使机体产生被动免疫力，达到预防疾病的目的，包括抗毒素、抗血清和特异性免疫球蛋白。

疫苗是将病原微生物（如细菌、病毒等）及其代谢产物，通过人工减毒、灭活或利用基因重组等方法制成的用于预防传染性疾病的一种主动免疫制剂。疫苗的免疫接种并不局限于预防传染性疾病，对于癌症、自身免疫性疾病等也可利用特异性抗原之免疫学原理对其进行预防与治疗。疫苗所产生的免疫应答反应是人工诱导宿主对特异性病原所产生的特异性反应，以达到预防、控制乃至最终消灭相关传染性疾病的目的，其与自然感染所引起的免疫反应相一致。免疫应答反应包括抗原的摄取与识别、淋巴细胞的转化与增殖和产物释放3个阶段。在免疫应答反应的第二个阶段，即B细胞与T细胞分化增殖的过程中，有少量的B细胞和T细胞在中途停顿下来，不再继续增殖分化，成为记忆细胞；记忆细胞在机体内可存活数月或数年，平时处于"休止"状态，当再次接触同一抗原时便会在短时间内迅速大量分化增殖为浆细胞和致敏淋巴细胞，而产生强有力的特异性反应，消灭抗原。预防接种的方式有常规接种、应急接种、强化免疫、扫荡式免疫。免疫规划属常规接种，是根据免疫学原理、儿童免疫特点及传染病疫情的监测情况，按照国家指定的免疫规划程序，有计划地使用生物制品进行预防接种，以提高个体及群体的免疫水平，达到控制乃至消灭相应传染病的目的。免疫规划已作为适宜技术和措施在全球推广。

二、免疫规划程序的主要内容

儿童免疫的重要内容是免疫规划程序的制定和实施。科学规范的免疫程序不但能充分发挥预防接种的效果、节省疫苗、减少浪费，还可以减少接种异常反应的发生。免疫规划程序的内容包括免疫起始月龄、接种次数、接种间隔、加强免疫以及联合免疫、完成基础免疫的时间、合理使用疫苗等。我国的免疫规划程序是为降低严重威胁我国儿童健康和生命的疾病而制定的。疫苗本身的免疫原性、疫苗的储运、接种的起始月龄、接种的剂量与次数、接种针次间的时间间隔、接种途径、机体的营养状况、机体的健康状况以及儿童的个体差异均是影响疫苗免疫应答反应的因素。

（一）起始月龄

确定免疫起始月龄主要取决于婴儿产生理想免疫应答反应及疾病侵袭后对婴儿伤害较为严重的最小月龄，同时还要考虑到婴儿胎传抗体消失的月龄。如新生儿对结核病无先天免疫，出生即易感；同时新生儿细胞免疫发育较成熟，出生后即可接种卡介苗。新生儿从母体获得脊髓灰质炎和百日咳被动免疫抗体的量极微，婴儿早期容易发病，而且威胁较大。故我国规定生后2月龄开始接种脊髓灰质炎疫苗，3月龄开始接种百日咳疫苗。麻疹抗体虽可胎传，但在婴儿出生后8月龄左右时母体的麻疹抗体基本消耗殆尽，所以规定婴儿8月龄时开始接种麻疹疫苗。

自 20 世纪 60 年代广泛接种以后，我国麻疹的发病率降至 20/10 万左右，但接种后产生的保护性抗体到成人期已下降，使成人成为易感者，引起成人麻疹增多和 6 月龄内的婴儿无保护性抗体。因此，麻疹的免疫年龄将可能提前，有学者提出 6 月龄时即可接种。目前虽然大多数国家都存在初免年龄以下婴儿麻疹发病的问题，但若将初免月龄提前，则会因婴儿胎传抗体的存在而干扰到麻疹疫苗的免疫效果。新一代麻疹疫苗的研究目标是提高疫苗的免疫原性，使小于 4 月龄婴儿能早获免疫，安全有效，不产生异型麻疹，并可用其加强免疫。

（二）接种次数

疫苗的接种次数与疫苗有关。活疫苗（菌苗）接种后在机体内具有一定的繁殖或复制的能力，类似一次轻型的自然感染过程，因此，活疫苗只需较少接种的次数即可产生较为持久的免疫力，但对活疫苗储运条件的要求比较高。我国的免疫程序规定卡介苗、麻疹或麻风联合疫苗接种 1 次即可完成基础免疫。死疫苗（菌苗）接种后不会在体内进行繁殖或复制，但需接种多次才能使机体产生较为持久稳固的免疫力，如乙肝疫苗、百白破混合疫苗的基础免疫需接种 3 剂次。

（三）接种间隔

基础免疫间隔 2 次或 2 次以上的疫苗，2 次之间必须要有一定的时间间隔，时间间隔得过长或过短均可影响到疫苗的免疫效果。故选择适宜的时间间隔接种疫苗也十分重要，我国的免疫规划程序规定，如脊髓灰质炎疫苗和百白破混合疫苗的基础免疫需要进行 3 剂次，每 2 剂次之间的时间间隔最少不能短于 28 天，最长不超过 60 天。

（四）加强免疫

机体在完成基础免疫之后，体内的保护性抗体会随着时间的流逝逐渐递减，甚至消失，故而选择适宜的时间点进行加强免疫可刺激机体产生回忆性的免疫应答反应，从而使抗体在短时间内迅速增长并维持较长时间。因此对各种疫苗的加强的时间都有具体的规定。如百白破混合疫苗在完成 3 剂次的基础免疫后，在 1.5 ~ 2 岁之间进行 1 次加强免疫。

（五）联合免疫

几种疫苗同时接种被称为联合免疫。随着人工主动免疫制剂种类的逐渐增多，往往几种疫苗需要在同一月龄（年龄）接种。联合免疫不但可简化免疫程序、提高免疫接种的覆盖率，还可减少儿童家长往返医疗机构的次数、降低不良反应发生的风险。

联合免疫方式有两种：（1）不同的疫苗通过不同的途径同时进入人体，如脊髓灰质炎疫苗、百白破混合疫苗和麻疹疫苗可以同时接种，接种后既不会产生疫苗之间免疫应答反应的干扰，也不会增加疫苗接种不良反应发生的风险。（2）不同的疫苗通过同一种途径同时进入人体，如百白破混合疫苗、麻风腮疫苗，同时含有灭活的脊髓灰质炎疫苗、B型流感嗜血杆菌疫苗以及百白破混合疫苗的五联疫苗等，此种联合免疫方式更受推崇，也是未来免疫规划发展的一个必然的趋势。

（六）完成基础免疫的时间

基于各种疫苗起始月龄和针次间隔的时间（≥28天），制定免疫程序和接种形式，12月龄内完成5种制品的基础免疫。

（七）合理使用疫苗

预防接种应考虑疾病发生的特殊人群，合理使用疫苗，如青春期女童接种破伤风疫苗和风疹疫苗可有效预防日后新生儿破伤风、胎儿风疹毒感染；若已成年并准备结婚的女性能提前接种麻疹、麻风或麻风腮疫苗，可在一定程度上解决初免年龄以下婴儿麻疹发病的问题，也可避免母体因感染风疹病毒而给新生婴儿所带来的风险。

三、中国儿童免疫规划程序

目前，我国国家卫生健康委员会要求，通过相应疫苗的接种，做好15种传染病的预防：乙型肝炎、结核病、脊髓灰质炎、百日咳、白喉、破伤风、麻疹、甲型肝炎、流行性脑脊髓膜炎、流行性乙型脑炎、风疹、流行性腮腺炎、流行性出血热、炭疽和钩端螺旋体病。详见表9-1。

表9-1　中国儿童免疫规划程序

疫苗	接种对象	接种部位	接种途径	接种剂量/剂次	备注
乙肝疫苗	0、1、6月龄	上臂三角肌	肌内注射	酵母苗5μg/0.5ml；CHO苗10μg/ml、20μg/ml	出生后24小时内接种第1剂，第1、2剂次间隔≥28天
卡介苗	出生时	上臂三角肌中部略下处	皮内注射	0.1ml	
脊髓灰质炎疫苗	2、3、4月龄，4周岁		口服	1粒	第1、2、3剂次间隔≥28天 第1剂可用脊髓灰质炎灭活疫苗注射
百白破疫苗	3、4、5月龄，18~24月龄	上臂三角肌	肌内注射	0.5ml	第1、2、3剂次间隔≥28天

续表

疫苗	接种对象	接种部位	接种途径	接种剂量/剂次	备注
白破疫苗	6周岁	上臂三角肌	肌内注射	0.5ml	
麻风疫苗（麻疹疫苗）	8月龄	上臂外侧三角肌下缘附着处	皮下注射	0.5ml	8月龄接种1剂次麻风疫苗，麻风疫苗不足部分使用麻疹疫苗
麻腮风疫苗（麻腮疫苗、麻疹疫苗）	18～24月龄	上臂外侧三角肌下缘附着处	皮下注射	0.5ml	18～24月龄接种1剂次麻腮风疫苗，麻腮风疫苗不足部分使用麻腮疫苗替代，麻腮疫苗不足部分使用麻疹疫苗
乙脑减毒活疫苗	8月龄，2周岁	上臂外侧三角肌下缘附着处	皮下注射	0.5ml	
乙脑灭活疫苗	8月龄（2剂次），2周岁，6周岁	上臂外侧三角肌下缘附着处	皮下注射	0.5ml	第1、2剂次间隔7～10天
A群流脑疫苗	6～18月龄	上臂外侧三角肌附着处	皮下注射	30μg/0.5ml	第1、2剂次间隔3个月
A+C流脑疫苗	3周岁，6周岁	上臂外侧三角肌附着处	皮下注射	100μg/0.5ml	2剂次间隔≥3年；第1剂次与A群流脑疫苗第2剂次间隔≥12个月
甲肝减毒活疫苗	18月龄	上臂外侧三角肌附着处	皮下注射	1ml	
甲肝灭活疫苗	18月龄，24～30月龄	上臂三角肌	肌内注射	0.5ml	2剂次间隔≥6个月
炭疽疫苗	炭疽疫情发生时，病例或病畜间接接触者及疫点周围高危人群	上臂外侧三角肌附着处	皮上划痕	0.05ml（2滴）	病例或病畜的直接接触者不能接种
钩体疫苗	流行地区可能接触疫水的7～60周岁高危人群	上臂外侧三角肌附着处	皮下注射	成人第1剂0.5ml，第2剂1.0ml；7～13岁剂量减半；必要时，7岁以下儿童注射不超过成人剂量的1/4	第1、2剂次间隔7～10天
出血热疫苗（双价）	16～60周岁	上臂三角肌	肌内注射	1ml	第1、2次间隔≥14天，第1、3剂次间隔≥6个月

四、常规疫苗的使用

(一) 乙肝疫苗

乙肝疫苗属于基因工程疫苗。所谓的基因工程疫苗，就是利用现代基因工程技术，将有效的特异性抗原基因插入易于增殖的载体，产生具有表达特异性抗原的制剂。其接种的禁忌对象有乙肝病毒携带者、对疫苗中任何成分过敏者、神经系统疾病者、重度营养不良者、先天性免疫功能缺陷者及正在应用免疫抑制剂治疗者。如果正在发热、患有急性或慢性严重疾病者（如活动性肝炎、活动性肺结核、严重心肾疾病等）及其痊愈不足 2 周者，建议推迟接种。乙肝疫苗很少引起不良反应，个别儿童可有低热或局部轻度红肿、疼痛症状，一般不必处理。

(二) 卡介苗

卡介苗系减毒活疫苗。减毒活疫苗就是用人工定向变异或从自然界中筛选所获得的毒力高度减弱的病原微生物。其接种的禁忌对象为患有结核病、急性传染病、肾炎、心脏病、湿疹、免疫缺陷症或其他皮肤疾病者。卡介苗接种后，2 周左右可出现局部红肿，6 ～ 8 周显现结核菌素试验阳性，8 ～ 12 周结痂。如出现化脓、小溃疡、腋下淋巴结肿大，可局部处理以防感染扩散。

(三) 脊髓灰质炎疫苗

脊髓灰质炎疫苗目前有两类：口服脊灰减毒活疫苗和注射型脊灰灭活疫苗。其接种禁忌对象有：（1）患有免疫缺陷性疾病或正在接受免疫抑制剂治疗者；（2）对牛奶及其他乳制品过敏者；（3）凡有发热、腹泻及急性传染病者暂缓接种。脊髓灰质炎疫苗接种后，极少数婴儿可出现低热、恶心、呕吐、腹泻、皮疹等症状，但能自愈。

(四) 无细胞百白破疫苗及白破疫苗

无细胞百白破疫苗由无细胞百日咳疫苗（系灭活疫苗）、精制白喉类毒素和精制破伤风类毒素组成。所谓灭活疫苗，就是利用物理或化学的方法将细菌、病毒的培养物灭活而成。而类毒素就是将细菌的外毒素脱毒提纯而得。其接种禁忌对象有：（1）患有神经系统疾病或癫痫有抽搐史者；（2）有明确过敏史者；（3）急性传染病（包括恢复期）者、发热者。接种百白破疫苗后，局部可出现红肿、疼痛，伴或不伴有低热、疲倦等，偶见过敏性皮疹、血管性水肿。若全身反应严重者，应及时就诊。白破疫苗禁忌证及不良反应参见百白破疫苗。

(五) 麻疹疫苗及麻腮风疫苗

麻疹疫苗及麻腮风疫苗均为减毒活疫苗，其接种禁忌对象为：（1）先天性免疫功能缺陷及免疫力低下者，如接受大剂量皮质激素治疗者。（2）有过敏史者，如已知对该疫苗所含任何成分过敏者；曾患过敏性喉头水肿、过敏性休克、过敏性紫癜等过敏性疾病者。（3）正患有严重器官疾病，尤其是处于活动期的疾病，曾患或正患多发性神经炎、吉兰－巴雷综合征、急性播散性脑脊髓炎、脑病、癫痫等严重神经系统疾病，或其他进行性神经系统疾病，急性感染性疾病，正在发热者。疫苗接种后，局部一般无反应，少数儿童可在 6～11 日出现一过性发热及卡他症状，产生轻微麻疹，或伴有耳后及枕后淋巴结肿大，2～3 天可自行消退，必要时对症处理。

（六）乙脑疫苗

乙脑疫苗有减毒活疫苗和灭活疫苗两种剂型。其接种禁忌对象为发热及中耳炎、急性传染病、严重慢性疾病、脑及神经系统疾病、免疫系统功能缺陷或正在使用免疫抑制剂治疗、过敏性疾病者。疫苗接种后，一般无不良反应。少数人局部红肿、疼痛，偶见低热和过敏性皮疹。

（七）流脑疫苗

流脑疫苗属于组分疫苗。所谓组分疫苗，就是用生物化学的方法将细菌或病毒培养物中的有害成分去除而成。其接种禁忌对象有：（1）神经系统疾病及精神病者，如癫痫、癔症、脑炎后遗症、抽搐者或有上述病史者；（2）有过敏史者；（3）有严重疾病者，如肾脏病、心脏病等；（4）急性传染病及发热者。疫苗接种后，一般无严重的局部反应和全身反应。个别儿童局部出现红晕、轻微疼痛、低热症状，偶有过敏反应。一般自行恢复，必要时可对症处理。

（八）甲肝疫苗

甲肝疫苗有减毒活疫苗和灭活疫苗两种剂型。其接种禁忌对象有发热、急性传染病（包括恢复期）、严重疾病、免疫缺陷或正在接受免疫抑制剂治疗及过敏体质者。接种疫苗后，大多数儿童没有不良反应。少数儿童可能出现局部疼痛、红肿，头痛、疲劳、发热、恶心和食欲下降症状，偶见皮疹。一般可自行缓解，不需特殊处理，必要时可对症处理。

五、其他疫苗的使用

目前我国使用的其他疫苗还有流感疫苗、水痘减毒活疫苗、B 型流感嗜血杆菌结合疫苗、肺炎疫苗、轮状病毒疫苗以及 B 型流感嗜血杆菌（结合）联合疫苗等。每一种疫苗的接种对象、接种方法以及接种禁忌证等均需严格按照疫苗说明书的要求实施。

六、疫苗接种后反应

接种疫苗后的
不良反应

疫苗对于人体来说是种异物，在诱导人体免疫系统产生对特定疾病的保护力的同时，疫苗本身的生物学特性和人体的个体差异（如健康状况、过敏性体质、免疫功能、精神因素等）可能会导致少数儿童出现一些不良反应。

（一）一般反应

一般反应是指由疫苗本身所引起的反应，大多为一过性。（1）局部反应：接种后24小时左右，注射部位可出现红、肿、热、痛，有时还可伴有局部淋巴结肿大，反应程度因个体差异而不同，反应持续时间一般为2～3天。（2）全身反应：一般于接种后24小时左右出现不同程度的体温升高，多为中、低度热，持续1～2天，可伴有头晕、食欲减退、腹泻、全身不适、乏力等。

多数幼儿的一般反应是轻微的，无须特殊处理，适当休息，多饮水即可。反应较重者，可对症处理，如局部热敷等。反应严重者，如局部红肿持续扩大，高热不退，应到医院就诊。

（二）异常反应

异常反应是指极少数儿童可能出现晕厥、过敏性休克、过敏性皮疹、血管神经性水肿等。一旦发生，应立即抢救。晕厥多因精神或心理因素所致，在紧张、空腹、疲劳或室内闷热等情况下发生。一旦发生，应立即安置患儿平卧，头稍低，可按压人中、合谷穴，给予少量热水或糖水，同时送医院就诊。

（三）偶合症

偶合症是指受种者正处于某种疾病的潜伏期，或者存在尚未发现的基础疾病，接种后巧合发病。因此，偶合症的发生与疫苗接种无关，仅是时间上的巧合。疫苗接种率越高，品种越多，发生偶合症的概率就越大。预防偶合症的主要措施为严格掌握预防接种的禁忌证。

第二节 幼儿社会适应能力培养

一、良好习惯的培养

根据儿童神经、精神发育水平正确引导，采取正性强化、负性淡化的原则，根据儿童气质类型形成条件反射。

（一）睡眠习惯

足够的睡眠时间、适宜的睡眠环境和良好的睡眠质量是保证婴幼儿健康成长的先决条件，良好的睡眠习惯是保证婴幼儿充足睡眠的前提。在睡眠过程中，氧和能量的消耗最少，有利于减缓疲劳和生长发育。婴儿出生后即可进行睡眠训练，1～2月龄的婴儿未建立昼夜的生活规律，夜间1～2次喂乳，4～6月龄应逐渐停止夜间哺乳。儿童睡眠环境要稳定，居室宜光线柔和。婴儿应有自己固定的小床，并逐渐培养孩子熄灯睡觉的习惯，让孩子学会自己入睡。婴儿睡时喂哺、拍打、摇晃均不利于婴儿建立良好的睡眠习惯。睡前需保持平静，可听催眠曲、小声讲故事帮助幼儿入眠。幼儿每天睡眠时间的长短存在个体差异，体重增长趋势可在一定程度上反映其睡眠是否充足，如幼儿出现睡眠不安等问题应及时就诊。

（二）进食习惯

良好的进食习惯有益于幼儿摄入营养丰富的食物。满月后的婴儿可逐渐按时哺喂；开始添加泥糊状食品时需用小勺哺喂，训练婴儿学习吞咽食物；7～8个月学习用杯子喝奶、水，训练婴儿进食固体食物，提高咀嚼、吞咽能力；9～10月龄时可训练婴儿抓取食物的能力，促进手与眼的协调能力。鼓励幼儿自我进食，如12月龄后用杯喝奶，1.5岁后逐渐自己进食。幼儿尽早学习自己用勺筷进食，有益于手部肌肉的发育，促进幼儿独立性、自主性的发育。幼儿食物的种类应丰富多样，控制餐间零食，避免挑食、偏食。幼儿进餐环境宜安静、舒适，不宜边进食边看电视、玩玩具或训斥幼儿。幼儿要定时进餐，增加与成人共进餐的机会。

（三）卫生习惯

幼儿出生后即应开始培养良好的卫生习惯，定时洗澡、勤换衣裤，用尿布或纸尿裤保护会阴皮肤的清洁，不随地大小便。婴儿在哺乳或进食后可喂给少量温开水清洁口腔。乳牙萌出后可于晚上最后一次进食后吞少量凉开水或用指套牙刷清洁乳牙，但不可用纱布等清洁乳牙，以免擦伤口腔黏膜与牙龈。3岁开始教幼儿学会刷牙，并培养幼儿早晚自己刷牙、饭后漱口、饭前便后洗手的良好习惯；不喝生水和吃未洗净的瓜果，不食掉在地上的食物；不随地吐痰，不乱扔果皮纸屑。

正确洗手　"手"
筑健康

（四）如厕训练

婴幼儿的排便习惯为条件反射，与年长儿控制排便能力不同；控制排大便的能力要早于控制排小便的能力。幼儿控制排便的能力与神经系统发育的成熟度有关，受个体差异和遗传等因素的影响。因此，婴幼儿期不必强行排便。通常幼儿在 2～2.5 岁时，无论从生理上还是心理上，发育的成熟度均已具备了进行如厕训练的基本条件，是开始训练如厕的最佳年龄段。如果成人训练幼儿排尿次数过多，会增加幼儿心理负担、影响膀胱的充盈。2～3 岁的幼儿多已能控制膀胱排尿，如在 5 岁后仍有不随意排尿则应专科就诊。

二、社会适应能力的培养

培养幼儿具有良好的社会适应能力是促进幼儿健康成长和早期教育的重要内容之一。幼儿的社会适应性行为是各年龄阶段相应神经心理发展的综合表现，与家庭经济、育儿方式、幼儿性别、幼儿性格、幼儿年龄等密切相关。

（一）自我服务与独立能力

利用日常生活环境培养婴幼儿自我服务的能力与独立能力，如自我进食、二便控制、独立睡觉、自己穿衣鞋等能力。

（二）控制情绪

幼儿情绪的控制能力与语言、思维的发展，成人教育的影响及亲子依恋关系有关。安全的母子依恋关系有助于婴幼儿的情绪发展和控制。回避性依恋、反抗性依恋可产生消极的情绪和行为问题，如发脾气、攻击性行为等。成人对幼儿的要求与自发的行为，应按社会标准予以满足或加以约束；成人应预见性地处理问题，减少幼儿产生消极行为的机会；用诱导的方法处理幼儿的行为问题，以减少对立情绪，有利于幼儿控制能力的发展。

（三）意志

成人应在日常生活、游戏、学习中有意识地培养幼儿克服困难的意志，主要表现为自觉、坚持、果断和自制能力。

（四）社交能力

幼儿的人际交往关系从亲子关系发展到玩伴关系，最后是群体关系。成人应为幼儿提供培养社交行为和技能的环境，给幼儿积极愉快的感受，增加幼儿与周围环境和谐相处的生活能力，如哺喂时与婴儿应有肌肤的接触、眼神以及语言的交流，常抱婴儿、与婴儿说话、给婴儿唱歌；当幼儿会走后，常与幼儿共同玩耍、做游戏，给幼儿讲故事

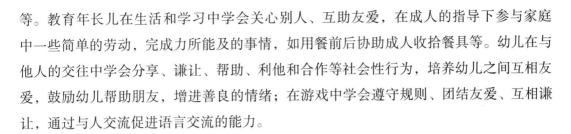

等。教育年长儿在生活和学习中学会关心别人、互助友爱，在成人的指导下参与家庭中一些简单的劳动，完成力所能及的事情，如用餐前后协助成人收拾餐具等。幼儿在与他人的交往中学会分享、谦让、帮助、利他和合作等社会性行为，培养幼儿之间互相友爱，鼓励幼儿帮助朋友，增进善良的情绪；在游戏中学会遵守规则、团结友爱、互相谦让，通过与人交流促进语言交流的能力。

（五）创造能力

创造能力的发展与想象能力密切相关。通过模仿性游戏、辨别声音、讲故事、绘画、听音乐、自制小玩具、表演和看图片等，引导幼儿自己发现和探索问题，促进其想象力的发展，发挥幼儿的智慧。

第三节　幼儿体格锻炼

一、体格锻炼的作用

（1）体格锻炼是促进幼儿生长发育、增进健康、增强体质的积极措施。婴幼儿的锻炼主要是通过"三浴"（日光浴、水浴、空气浴）增加皮肤对冷空气的适应能力，提高机体免疫力；接受日光照射，防止佝偻病的发生；促进新陈代谢，增强心脏功能；提高消化酶活性，增进食欲，改善胃肠道功能；强健肌肉及骨骼；训练视觉、听觉、触觉和平衡觉等综合信息的传递能力，使大脑更加协调、准确地完成各种复杂动作，增加对外界环境反应的敏捷性。

（2）体格锻炼有利于促进体格、心理行为发育，改善睡眠，促进生长激素的分泌。同时可促进情感交流，有利于儿童智力发育，尤其是情商的发展和提高。运动发育，特别是精细运动有利于脑发育，促进智力发展。

（3）体格锻炼有益于意志与能力的培养，并可以培养幼儿的组织性、纪律性、人际交往能力以及坚强的意志和克服困难的信心。

二、体格锻炼的内容和方法

幼儿体格锻炼的形式多种多样，必须根据其生理解剖特点安排适宜的锻炼内容、运动量、环境及用具。锻炼时要充分利用自然因素，如阳光、空气和水进行。可同时采取被动与主动的体操活动、游戏与集体活动等几种形式进行儿童体格锻炼。

按照国家运动和体育教学协会有关婴儿和学步幼儿的体力活动指南的要求，学步幼儿每天至少有 30 分钟的正式体力活动，学龄前儿童有 60 分钟有组织的体力活动，久坐每次不宜超过 60 分钟，并注意发展幼儿的活动技巧和大的肌肉活动。

（一）户外活动

户外活动一年四季均可进行。婴儿出生后应尽早开始进行户外活动，活动时最好到人少、空气新鲜的地方。开始户外活动时间每日 1 ~ 2 次，由每次 10 ~ 15 分钟逐渐延长到 1 ~ 2 小时；冬季宜中午户外活动，活动时仅暴露面、手部，注意保护眼睛和身体保暖。年长儿除恶劣气候外，应多在户外玩耍。外出时，衣着适宜，避免过多。经常少穿一些衣服也是一种锻炼，应从小养成习惯。

（二）皮肤锻炼

1. 婴儿抚触

抚触可刺激皮肤，有益于循环、呼吸、消化、肢体肌肉的放松与活动。皮肤抚触不仅给婴儿以愉快的刺激，同时也是父母与婴儿之间最好的交流方式之一。抚触可以从新生儿期开始，一般在婴儿洗澡后进行。抚触时，房间温度要适宜，可用少量润肤油使婴儿皮肤润滑，每日 1 ~ 2 次，每次 10 ~ 15 分钟，在婴儿面部、胸部、腹部、背部及四肢有规律地轻揉。抚触力度应逐渐增加，以婴儿舒适合作为宜。在婴儿情绪不佳、过饥、过饱、剧烈哭闹、身体不适等情况下不宜进行抚触。成人在为婴儿进行抚触时应去掉手链、手表、戒指等饰物，并剪去过长的指甲。

2. 水浴

水浴是利用水的机械作用和水的温度刺激机体，使皮肤血管收缩或舒张，以促进机体的血液循环、新陈代谢及体温调节，增强机体对温度变化的适应能力。不同年龄及体质的儿童应选择不同的水浴方法。

（1）温水浴。由于水的传热能力比空气强，可提高皮肤适应冷热变化的能力，故温水浴不仅可保持皮肤清洁，还可促进新陈代谢，增加食欲，有利于睡眠和生长发育，也有益于抵抗疾病。此法适用于婴儿。新生儿脐带脱落后即可行温水浴，室温 20℃ ~ 22℃，水温 35℃ ~ 37℃，水量以婴儿半卧位时锁骨以下浸入水中为宜。每日 1 ~ 2 次，每次浸泡时间 5 分钟左右。浴毕可用较冷的水（33℃ ~ 35℃）冲淋婴儿，随即擦干，用温暖毛巾包裹，穿好衣服。冬季应注意室温、水温，做好温水浴前的准备工作，减少体表热能散发。

（2）擦浴。7 ~ 8 月龄的婴儿可进行身体擦浴。擦浴时室温不低于 16℃，开始水温 32℃ ~ 33℃，待婴儿适应后，每隔 2 ~ 3 日降 1℃，水温可逐渐降至 26℃。先将吸水性

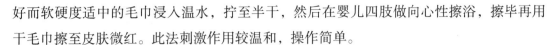
好而软硬度适中的毛巾浸入温水，拧至半干，然后在婴儿四肢做向心性擦浴，擦毕再用干毛巾擦至皮肤微红。此法刺激作用较温和，操作简单。

（3）淋浴。这是一种较强烈的锻炼，适用于3岁以上儿童，效果比擦浴更好。每日一次，每次冲淋身体20～40秒钟，室温保持在18℃～20℃，水温35℃～36℃。淋浴时，儿童立于有少量温水的盆中，冲淋顺序为：上肢、背部、胸腹、下肢，不可冲淋头部。浴后用干毛巾擦至全身皮肤微红。待适应后，年幼儿可逐渐将水温降至26℃～28℃，年长儿可降至24℃～26℃。

（4）游泳。有条件者可从小训练游泳，但注意应有成人在旁照顾。浴场应选择平坦、活水、水底为沙质、水质清洁、附近无污染源的地方，或在游泳池进行。水温不低于25℃。游泳前，先用冷水浸湿头部和胸部，然后全身浸入水中。游泳持续时间逐渐延长。如有寒冷或寒战等不良反应应立即出水，擦干身体，并做柔软运动以使身体产生热量。在空腹或刚进食后不可游泳。

3. 空气浴

空气浴利用气温和体表温度之间的差异形成刺激，气温越低，作用时间越长，刺激强度就越大，可促进机体新陈代谢、健壮呼吸器官和增强心脏活动。空气浴应根据不同地区、不同季节而灵活安排。健康幼儿出生后即可进行。接触新鲜空气是锻炼的第一步。每日坚持开窗通风至少半小时，逐渐锻炼开窗睡眠，注意风不要直接吹向幼儿，以免受凉。从2～3个月婴儿开始，逐渐减少衣服至只穿短裤，室温不低于20℃，习惯后可移至户外。空气浴宜从夏季开始，随着气温的降低，使幼儿机体逐步适应。一般在饭后0.5～1小时进行较好，每日1～2次，每次2～3分钟，逐渐延长至夏季2～3小时，冬季以20～25分钟为宜，室温每4～5天下降1℃。3岁以下及体弱儿气温不宜低于15℃，3～7岁幼儿不低于12℃。儿童脱衣后先用干毛巾擦全身皮肤至微红以作准备，可结合幼儿游戏或体育活动进行。空气浴时要随时观察孩子的反应，若出现寒冷的表现，如皮肤苍白、口唇发青等，应立即穿衣。此外，幼儿宜养成少着衣、用冷水洗脸等习惯。

4. 日光浴

日光中的紫外线能使皮肤中的7-脱氢胆固醇转变为维生素D，预防儿童佝偻病的发生；而日光中的红外线可促进皮肤中的血管扩张，使血液循环加速，增强儿童的心肺功能。日光浴适用于1岁以上儿童。为了防止皮肤灼伤而又有足够的日照，冬季可在近中午，其他季节可在上午或下午阳光不是很强时进行，最好能在餐后1～1.5小时进行。当树荫下气温超过30℃时，不宜做直晒的日光浴，可利用散射光和反射光进行。日光浴场所应空气流通又无强风。儿童应头戴白帽以防止因日光直射头部而引起中暑，眼戴遮阳镜以保护眼睛，并全身均匀地接受日光照射。日光浴的顺序为先晒背部，再晒身体两侧，最后晒胸腹部。开始时每侧晒半分钟，以后逐渐增加，但每次日光浴时间不超过20～30分钟。一般日光浴前应进行一段时间的空气浴。不满5岁者很难安稳地接受日光，可以做安静的游戏，如玩积木等。日光浴时，注意观察儿童的反应，如出现头晕、头痛、出汗过多、脉搏增快、体温上升或神经兴奋等情况应立即停止，浴后注意及时补充水分。

（三）体育运动

1. 体操

体操可促进肌肉、骨骼的生长，增强呼吸、循环功能，从而达到增强体质、预防疾病的目的。

（1）婴儿被动操。此操适合2～6个月的婴儿。婴儿完全在成人帮助下进行四肢伸屈运动，每日1～2次。婴儿被动操可促进婴儿大运动的发育，改善全身血液循环。

（2）婴儿主动操。此操中，6～12个月的婴儿有部分主动动作，在成人的适当扶持下，可以进行爬、坐、仰卧起身、扶站、扶走、双手取物等动作。主动操可以扩大婴儿的视野，促进其智力的发展。

（3）婴幼儿体操。12～18个月尚走不稳的幼儿，在成人的扶持下进行有节奏的活动，主要锻炼走、前进、后退、平衡、扶物过障碍物等动作，如竹竿操。婴幼儿体操内容由简到繁，每天1～2次。模仿操适用于18个月～3岁的幼儿，此年龄阶段的幼儿模仿性强，可配合儿歌或音乐进行有节奏的运动。

（4）幼儿体操。广播体操和健美操等适用于3～6岁的儿童，以增强大肌群、肩胛带、背及腹肌的运动，协调手脚运动，有益于肌肉骨骼的发育。在集体儿童机构中，每天按时做广播体操，最好四季不间断。

2. 游戏、田径及球类

（1）幼儿各阶段的游戏特点。0～1岁的婴儿多进行单独性游戏，主要的游戏内容就是自己的身体，玩手脚、翻身、爬行和学步等动作能带给他们极大的乐趣，各种声响也使他们无比兴奋。他们喜欢用眼、口、手来探索陌生事物，对一些颜色鲜艳、能发出声响的玩具感兴趣。1～3岁的幼儿多进行平行性游戏，即几个小朋友一起玩耍，玩伴之间偶尔有语言沟通和玩具交换，但没有联合或合作性行动，主要是自己玩耍，如奔跑、搭积木、看书等。3～6岁幼儿会进行联合性或合作性游戏，许多小朋友共同参加一个游戏，彼此能够交换意见并相互影响，但游戏团体没有严谨的组织、明确的领袖和共同的目标。

（2）幼儿集体锻炼项目。托儿所及幼儿园可以组织小体育课，采用活动性游戏方式，如赛跑、扔沙包、滚球、丢手绢、立定跳远等。年长儿可利用器械进行锻炼，如木马、滑梯，还可以由老师组织各种田径活动、球类、舞蹈、跳绳等。

幼儿在进行体格锻炼时，应注意做到坚持不懈，持之以恒，循序渐进，量力而行。

三、体格锻炼效果评价

体格锻炼效果评价即按不同年龄评价儿童体质水平，包括：

（1）身体形态指标，包括身高、体重、头围、胸围、坐高、上臂围、皮下脂肪的厚度等。

（2）生理功能指标，包括安静状态下的脉搏、血压、心率、体温、肺活量、握力、背肌力、肌耐力、动态机能试验（台阶试验）、最大吸氧量的测定等。

（3）运动能力指标，包括20m（50m、400m）跑、1 000m跑（男）、800m跑（女）、肩上投沙包（重150g）、立定跳远、纵跳摸高、立位体前屈、引体向上（男）、仰卧起坐（女）等。

（4）常见病、多发病的发病率和缺勤率。

（5）发育商、智商的发展指标。

第四节　幼儿社区健康管理

儿童系统保健管理（健康管理）主要是针对6岁以下幼儿，特别是对新生儿和3岁以下婴幼儿进行系统管理。在城市以社区为单位，由所在辖区的社区卫生服务中心和服务站承担；农村则主要依靠三级妇幼保健网络，以乡为单位，实行分级分工负责，乡村配合开展。为规范儿童保健服务、提高儿童健康水平，国家卫生健康委员会（原卫生部）先后发布了《全国儿童保健工作规范（试行）》和《国家基本公共卫生服务规范》，对0～6岁儿童的保健和健康管理服务制定了规范要求。儿童保健系统保健管理内容主要包括以下五个方面。

一、建立儿童保健系统管理保健卡

根据一人一卡（册）原则建卡，儿童保健系统管理保健卡交由承担系统的保健机构管理。

二、开展新生儿访视

婴儿出生返家后，社区妇幼保健人员要到产妇家中随访，做好记录，并填写系统保健卡（册）。新生儿期间要访视 3 ~ 4 次，对体弱婴儿应酌情增加家访次数并进行专案管理。访视时除了解和观察一般情况外，还要进行全身检查，指导合理营养和护理，降低和预防新生儿发病。

三、定期健康体检

对 6 岁以下幼儿，特别是 3 岁以下婴幼儿要定期进行健康体检。1 岁以内每季度 1 次，1 ~ 2 岁每半年 1 次，3 ~ 6 岁每年 1 次，体检时填写保健卡（册）。具备条件的地方可以适当增加体检次数。定期健康体检能够及早发现儿童在护理、喂养教养和环境中存在的问题及异常，及时干预，促进儿童健康。

四、生长发育监测

生长发育监测有助于适时采取干预措施及早发现幼儿生长缓慢的情况，保证幼儿健康成长。根据实际情况推广使用小儿生长发育监测图进行生长发育监测，动态观察婴幼儿生长发育趋势，可教会家长应用儿童生长曲线图观察幼儿的生长状况，及时发现幼儿体重曲线出现偏离的问题，主动找医师检查和指导，促使家长主动参与自己子女的保健工作。

五、体弱儿管理

体弱儿指中度、重度营养不良幼儿，中度、重度贫血幼儿，先天性心脏病幼儿，活动期佝偻病幼儿，低出生体重儿，早产儿，弱智儿，生长发育监测中体重不增幼儿，先天畸形以及遗传代谢病幼儿等。体弱儿管理需建立专案管理病历，制定治疗对策，采取相应措施，进行定期随访和复诊治疗、观察。要指导家长正确喂养幼儿，并注意幼儿保暖和防止其他感染等。

第五节　幼儿疾病的三级预防

一、三级预防的概念

（一）一级预防

一级预防也称病因预防、基础预防或初级预防，主要是针对致病因子（或危险因子）

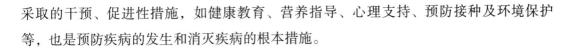

采取的干预、促进性措施，如健康教育、营养指导、心理支持、预防接种及环境保护等，也是预防疾病的发生和消灭疾病的根本措施。

（二）二级预防

二级预防是疾病症状前的干预措施，又称"三早"预防，即早发现、早诊断、早干预和治疗。它是发病期所进行的阻止病程进展、防止蔓延或减缓发展的主要措施，以避免严重后果，包括定期体格检查、生长监测、疾病早期筛查及产检等。

（三）三级预防

三级预防主要是对症治疗，即疾病期的彻底治疗，防止病情恶化，减少疾病的不良作用，防止复发转移，防止并发症、后遗症。对已丧失劳动力或残废者通过康复医疗，促进其身心方面早日康复，使其恢复劳动力，病而不残或残而不废，保存其创造经济价值和社会劳动价值的能力。三级预防包括家庭护理、心理治疗、促进功能恢复等。

二、三级预防的特点

（一）一级预防

一级预防针对的是疾病的易感期。首先找出各种致残的危险因素，再采取预防措施。要由全社会及社区来完成优生优育教育、遗传咨询、婚前检查、产前诊断及围生期保健等多种内容和形式的健康教育，对儿童实行计划免疫的防疫措施等。一级预防是最重要最积极的防残措施，但需全社会和每个人的充分合作，起到健康促进和健康保护作用。WHO 提出的人类健康四大基石"合理膳食、适量运动、戒烟限酒、心理平衡"是一级预防的基本原则。

（二）二级预防

二级预防针对的是疾病的潜伏期，通过"三早"来防止或延缓疾病的发展。在残疾形成和发展过程中限制（或逆转）由残损所造成的残疾，即防残损发展为残疾。如为防止智力残疾而对新生儿采取的各类筛查及对某些人群的筛查均属于此，这一点非常重要，是防残中不可缺少的措施。

（三）三级预防

三级预防针对的是发病后所采取的措施，改善病人症状，防止并发症的发生。对智残则是尽力使其不发展成重度或极重度智残。康复训练是防残工作中不可缺少的，对于各类残疾人都是必需的，这需要多方通力协作，需要社会保障，应由医生、护士、特教教师、康复工作者及家庭共同参与。

三、三级预防的策略

（一）双向策略

双向策略即把对整个人群的普遍预防和对高危人群的重点预防结合起来，二者相互补充，可以提高效率。

（二）全人群策略

全人群策略是对整个人群的普遍预防，旨在降低整个人群对疾病危险因素的暴露水平，它是通过健康促进来实现的。

（三）高危人群策略

高危人群策略是对高危人群的预防，旨在消除具有某些疾病的危险因素的人群的特殊暴露，它是通过健康保护实现的。

四、三级预防的措施

（一）健康教育

健康教育是指通过传播媒介和行为干预，促使人们自愿采取有益健康的行为和生活方式，避免影响健康的危险因素，达到促进健康的目的。

（二）自我保健

自我保健是指个人在发病前就进行干预以促进健康，增强机体的生理、心理素质和社会适应能力。一般来说，自我保健是个人为其本人和家庭利益所采取的大量有利于健康的行为。

（三）环境保护

环境保护是健康促进的重要措施，旨在保证人们生活和生产环境的空气、水、土壤不受工业三废即废水、废气、废渣和生活三废即粪便、污水、垃圾，以及农药、化肥的污染。

三级预防是以人群为对象，以健康为目标，以消除影响健康的危险因素为主要内容，以促进健康、保护健康、恢复健康为目的的公共卫生策略与措施。

知识拓展

天人合一的整体观是中医学最基本的指导思想，也是中医学的特色体现。"天"代表"道""真理""法则"，"天人合一"就是与先天本性相合，回归大道，归根复命。"天人合一"哲学构建了中华传统文化的主体。据说最早由春秋时期的孔子提出，汉朝董仲舒引申为天人感应之说，程朱理学引申为天理之说。也有认为最早是由道家思想家庄子发展为天人合一的哲学思想体系。宇宙、自然是大天地，人则是一个小天地。人和自然在本质上是相通的，故一切人事均应顺乎自然规律，达到人与自然和谐。老子说："人法地，地法天，天法道，道法自然。"

天人合一

 本章小结

本章从免疫规划程序、幼儿社会适应能力培养、幼儿体格锻炼、幼儿社区健康管理及幼儿疾病的三级预防五个方面介绍了幼儿疾病预防策略。其中免疫规划程序从概念、免疫规划程序的主要内容、中国儿童免疫规划程序、常规疫苗、其他疫苗、疫苗接种后反应六个维度进行了分析；培养幼儿具有良好的适应社会能力是促进幼儿健康成长和早期教育的重要内容之一；幼儿体格锻炼从其作用、内容、方法及效果评价等几方面进行了阐述；幼儿社区健康管理包含建立儿童保健系统管理保健卡、开展新生儿访视、定期健康体检、生长发育监测、体弱儿管理五个方面内容；幼儿疾病的三级预防重点讲解了其概念、特点及措施。

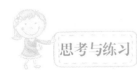 **思考与练习**

1. 简述免疫规划程序的主要内容。

2. 简述幼儿社会适应能力的培养内容。

3. 试述幼儿日光浴的措施。

4. 什么是三级预防？

附录一　2015年中国九市儿童体格发育测量值①

附表 1-1　2015 年中国九市 3 岁以下儿童体格发育测量值（X±S）

年龄 （月龄）		体重（kg）		身长（cm）		头围（cm）	
		男	女	男	女	男	女
城区	0～<1	3.4±0.4	3.3±0.4	50.4±1.6	49.8±1.6	34.0±1.4	33.7±1.3
	1～<2	5.0±0.6	4.6±0.6	56.3±2.1	55.2±2.0	37.7±1.2	37.0±1.2
	2～<3	6.2±0.7	5.7±0.6	60.2±2.2	58.9±2.1	39.5±1.1	38.6±1.1
	3～<4	7.1±0.8	6.5±0.7	63.4±2.1	61.9±2.2	40.9±1.3	39.9±1.2
	4～<5	7.8±0.9	7.1±0.8	65.8±2.2	64.1±2.1	41.9±1.3	40.9±1.2
	5～<6	8.3±0.9	7.6±0.9	67.7±2.3	66.1±2.3	42.9±1.3	41.8±1.3
	6～<8	8.7±0.9	8.0±0.9	69.5±2.3	67.9±2.3	43.8±1.3	42.6±1.2
	8～<10	9.4±1.0	8.7±1.0	72.5±2.4	70.9±2.6	45.0±1.3	43.9±1.3
	10～<12	9.9±1.1	9.2±1.1	75.1±2.6	73.7±2.7	45.7±1.4	44.7±1.3
	12～<15	10.3±1.1	9.7±1.1	77.6±2.7	76.2±2.7	46.3±1.3	45.3±1.3
	15～<18	11.1±1.2	10.5±1.2	81.4±3.0	80.1±3.0	47.0±1.3	46.1±1.3
	18～<21	11.5±1.3	10.9±1.2	84.0±3.0	82.8±3.0	47.6±1.3	46.6±1.3
	21～<24	12.4±1.4	11.7±1.3	87.3±3.1	86.1±3.1	48.1±1.3	47.1±1.3
	24～<30	13.0±1.5	12.4±1.4	90.6±3.6	89.3±3.6	48.5±1.4	47.5±1.4
	30～<36	14.3±1.7	13.6±1.7	95.6±3.8	94.2±3.8	49.1±1.4	48.2±1.4

---

① 九市为北京、哈尔滨、西安、上海、南京、武汉、广州、福州、昆明。

续表

年龄（月龄）	体重（kg）		身长（cm）		头围（cm）	
	男	女	男	女	男	女
0～<1	—	—	—	—	—	—
1～<2	5.0 ± 0.6	4.7 ± 0.6	56.3 ± 2.2	94.2 ± 3.8	37.8 ± 1.2	37.1 ± 1.2
2～<3	6.3 ± 0.8	5.8 ± 0.7	60.5 ± 2.3	94.2 ± 3.8	39.7 ± 1.3	38.8 ± 1.2
3～<4	7.1 ± 0.8	6.5 ± 0.6	63.3 ± 2.3	94.2 ± 3.8	41.0 ± 1.3	39.9 ± 1.2
4～<5	7.8 ± 0.9	7.1 ± 0.9	65.6 ± 2.3	94.2 ± 3.8	42.1 ± 1.3	41.0 ± 1.3
5～<6	8.2 ± 1.0	7.6 ± 0.9	67.5 ± 2.3	94.2 ± 3.8	43.0 ± 1.3	41.9 ± 1.3
6～<8	8.7 ± 1.1	8.1 ± 1.0	69.4 ± 2.6	94.2 ± 3.8	43.8 ± 1.3	42.8 ± 1.3
郊区 8～<10	9.2 ± 1.1	8.6 ± 1.0	72.2 ± 2.6	94.2 ± 3.8	44.9 ± 1.3	43.8 ± 1.3
10～<12	9.8 ± 1.1	9.1 ± 1.1	74.8 ± 2.7	94.2 ± 3.8	45.7 ± 1.3	44.6 ± 1.3
12～<15	10.3 ± 1.2	9.7 ± 1.1	77.5 ± 2.8	94.2 ± 3.8	46.3 ± 1.3	45.2 ± 1.3
15～<18	10.9 ± 1.2	10.3 ± 1.2	81.1 ± 2.8	94.2 ± 3.8	46.9 ± 1.3	45.9 ± 1.3
18～<21	11.5 ± 1.3	10.8 ± 1.3	83.6 ± 3.2	94.2 ± 3.8	47.4 ± 1.3	46.4 ± 1.3
21～<24	12.3 ± 1.4	11.7 ± 1.3	86.7 ± 3.3	94.2 ± 3.8	48.0 ± 1.3	47.0 ± 1.3
24～<30	13.0 ± 1.5	12.3 ± 1.5	90.6 ± 3.6	94.2 ± 3.8	48.4 ± 1.4	47.4 ± 1.4
30～<36	14.1 ± 1.7	13.6 ± 1.6	95.1 ± 3.8	94.2 ± 3.8	49.0 ± 1.4	48.1 ± 1.4

附表 1－2　2015 年中国九市 3～7 岁儿童体格发育测量值（X±S）

年龄（岁）		体重（kg）		身高（cm）		坐高（cm）		胸围（cm）		腰围（cm）		BMI	
		男	女	男	女	男	女	男	女	男	女	男	女
城区	3.0～<3.5	15.5±2.0	14.9±1.8	99±4	98±4	58.0±2.5	57.0±2.4	51.1±2.7	50.0±2.5	48.4±3.3	47.6±3.0	15.58±1.35	15.34±1.28
	3.5～<4.0	16.6±2.2	16.0±2.0	103±4	102±4	59.6±2.5	58.7±2.4	52.4±2.7	51.0±2.6	49.7±3.4	48.6±3.2	15.57±1.33	15.29±1.30
	4.0～4.5	17.8±2.5	16.9±2.2	107±4	105±4	61.1±2.5	60.1±2.4	53.4±3.0	51.8±2.7	50.7±3.8	49.3±3.3	15.56±1.51	15.18±1.34
	4.5～<5.0	19.0±2.8	18.1±2.5	110±5	109±4	62.6±2.6	61.8±2.6	54.6±3.2	52.8±3.1	51.7±4.1	50.0±3.7	15.63±1.57	15.26±1.50
	5.0～<5.5	20.4±3.1	19.5±2.9	114±5	113±5	64.2±2.6	63.4±2.5	55.6±3.5	54.0±3.3	52.3±4.3	51.0±4.1	15.57±1.66	15.25±1.62
	5.5～<6.0	21.7±3.5	20.7±3.2	117±5	116±5	65.5±2.7	64.8±2.5	56.7±3.8	55.0±3.7	53.4±4.7	51.6±4.4	15.77±1.85	15.35±1.69
	6.0～<7.0	23.7±4.0	22.3±3.6	122±5	120±5	67.4±2.8	66.5±2.7	58.3±4.3	56.1±3.9	54.7±5.3	52.5±4.7	15.91±1.98	15.39±1.81
郊区	3.0～<3.5	15.4±1.9	14.8±1.9	99±4	98±4	57.8±2.5	56.9±2.5	51.2±2.6	49.9±2.5	48.5±3.3	47.7±3.3	15.68±1.30	15.41±1.30
	3.5～<4.0	16.5±2.1	15.8±2.0	103±4	102±4	59.4±2.5	58.5±2.4	52.3±2.6	50.9±2.7	49.4±3.3	48.4±3.3	15.58±1.30	15.32±1.30
	4.0～4.5	17.6±2.4	16.9±2.4	106±4	105±4	61.0±2.5	60.0±2.5	53.2±2.9	51.8±2.9	50.4±3.7	49.2±3.6	15.51±1.38	15.27±1.40
	4.5～<5.0	18.7±2.8	17.9±2.6	109±5	109±4	62.4±2.6	61.6±2.4	54.2±3.2	52.6±2.8	51.0±4.1	49.7±3.6	15.55±1.52	15.18±1.37
	5.0～<5.5	20.0±3.1	19.1±2.7	113±5	112±5	63.8±2.7	63.1±2.5	55.2±3.5	53.5±3.2	51.9±4.6	50.5±4.0	15.58±1.70	15.17±1.52
	5.5～<6.0	21.3±3.3	20.3±3.2	116±5	115±5	65.3±2.6	64.4±2.7	56.3±3.6	54.4±3.6	52.8±4.8	51.1±4.5	15.68±1.75	15.25±1.72
	6.0～<7.0	23.3±4.0	22.0±3.5	121±5	120±5	67.2±2.8	66.4±2.7	57.9±4.1	55.8±3.7	54.2±5.4	52.0±4.7	15.80±1.96	15.24±1.74

附录二　中国居民膳食营养素参考日摄入量

附表 2－1　中国居民膳食能量需要量（EER）　　　　单位：kcal/d

人群	能量					
	身体活动水平（轻）		身体活动水平（中）		身体活动水平（重）	
	男	女	男	女	男	女
0 岁～	—ª	—	90kcal/（kg·d）	90kcal/（kg·d）	—	—
0.5 岁～	—	—	80kcal/（kg·d）	80kcal/（kg·d）	—	—
1 岁～	—	—	900	800	—	—
2 岁～	—	—	1 100	1 000	—	—
3 岁～	—	—	1 250	1 200	—	—
4 岁～	—	—	1 300	1 250	—	—
5 岁～	—	—	1 400	1 300	—	—
6 岁～	1 400	1 250	1 600	1 450	1 800	1 650
7 岁～	1 500	1 350	1 700	1 550	1 900	1 750
8 岁～	1 650	1 450	1 850	1 700	2 100	1 900
9 岁～	1 750	1 550	2 000	1 800	2 250	2 000
10 岁～	1 800	1 650	2 050	1 900	2 300	2 150
11 岁～	2 050	1 800	2 350	2 050	2 600	2 300
14 岁～	2 500	2 000	2 850	2 300	3 200	2 550
18 岁～	2 250	1 800	2 600	2 100	3 000	2 400
50 岁～	2 100	1 750	2 450	2 050	2 800	2 325
65 岁～	2 050	1 700	2 350	1 950	—	—
80 岁～	1 900	1 500	2 200	1 750	—	—

续表

人群	能量					
	身体活动水平（轻）		身体活动水平（中）		身体活动水平（重）	
	男	女	男	女	男	女
孕妇（早）	—	+0[b]	—	+0	—	+0
孕妇（中）	—	+300	—	+300	—	+300
孕妇（晚）	—	+450	—	+450	—	+450
乳母	—	+500	—	+500	—	+500

注：a. 未制定参考值者用"—"表示。

b. "+"表示在同龄人群参考值基础上的额外增加量。

附表 2 - 2　中国居民膳食蛋白质参考摄入量（DRIs）　　　单位：g/d

人群	平均需要量（EAR）		推荐摄入量（RNI）	
	男	女	男	女
0 岁～	—[a]	—	9（AI）	9（AI）
0.5 岁～	15	15	20	20
1 岁～	20	20	25	25
2 岁～	20	20	25	25
3 岁～	25	25	30	30
4 岁～	25	25	30	30
5 岁～	25	25	30	30
6 岁～	25	25	35	35
7 岁～	30	30	40	40
8 岁～	30	30	40	40
9 岁～	40	40	45	45
10 岁～	40	40	50	50
11 岁～	50	45	60	55
14 岁～	60	50	75	60
18 岁～	60	50	65	55
50 岁～	60	50	65	55
65 岁～	60	50	65	55
80 岁～	60	50	65	55

续表

人群	平均需要量（EAR）		推荐摄入量（RNI）	
	男	女	男	女
孕妇（早）	—	+0[b]	—	+0
孕妇（中）	—	+10	—	+15
孕妇（晚）	—	+25	—	+30
乳母	—	+20	—	+25

注：a. 未制定参考值者用"—"表示。

b. "+"表示在同龄人群参考值基础上的额外增加量。

附表 2 - 3　中国居民膳食碳水化合物、脂肪酸参考摄入量（DRIs）

人群	总碳水化合物 /（g/d）	亚油酸 /（%E[b]）	α - 亚麻酸 /（%E）	EPA+DHA/（g/d）
	EAR	AI（适宜摄入量）	AI	AI
0 岁～	60（AI）	7.3（0.15g[c]）	0.87	0.10[d]
0.5 岁～	85（AI）	6	0.66	0.10[d]
1 岁～	120	4	0.6	0.10[d]
4 岁～	120	4	0.6	—
7 岁～	120	4	0.6	—
11 岁～	150	4	0.6	—
14 岁～	150	4	0.6	—
18 岁～	120	4	0.6	—
50 岁～	120	4	0.6	—
65 岁～	—[a]	4	0.6	—
80 岁～	—	4	0.6	—
孕妇（早）	130	4	0.6	0.25（0.20[d]）
孕妇（中）	130	4	0.6	0.25（0.20[d]）
孕妇（晚）	130	4	0.6	0.25（0.20[d]）
乳母	160	4	0.6	0.25（0.20[d]）

注：a. 未制定参考值者用"—"表示。

b. %E 为占能量的百分比。

c. 为花生四烯酸。

d. DHA。

我国 2 岁以上儿童及成人膳食中来源于食品工业加工产生的反式脂肪酸的 UL<1%E。

附表 2－4 中国居民膳食中几种脂溶性和水溶性维生素的参考摄入量（DRIs）

人群	维生素 A (ug/d) RNI		维生素 D (ug/d) RNI	维生素 B₁ (mg/d) RNI		维生素 B₂ (mg/d) RNI		维生素 B₁₂ (ug/d) RNI	叶酸ᵇ (ug/d) RNI	烟酸ᵈ (mg/d) RNI		维生素 C (mg/d) RNI
	男	女		男	女	男	女			男	女	
0 岁～	300 (AI)	300 (AI)	10 (AI)	0.1 (AI)	0.1 (AI)	0.4 (AI)	0.4 (AI)	0.3 (AI)	65 (AI)	2 (AI)	2 (AI)	40 (AI)
0.5 岁～	350 (AI)	350 (AI)	10 (AI)	0.3 (AI)	0.3 (AI)	0.5 (AI)	0.5 (AI)	0.6 (AI)	100 (AI)	3 (AI)	3 (AI)	40 (AI)
1 岁～	310	310	10	0.6	0.6	0.6	0.6	1.0	160	6	6	40
4 岁～	360	360	10	0.8	0.8	0.7	0.7	1.2	190	8	8	50
7 岁～	500	500	10	1.0	1.0	1.0	1.0	1.6	250	11	10	65
11 岁～	670	630	10	1.3	1.1	1.3	1.1	2.1	350	14	13	90
14 岁～	820	630	10	1.6	1.3	1.5	1.2	2.4	400	16	13	100
18 岁～	800	700	10	1.4	1.2	1.4	1.2	2.4	400	15	12	100
50 岁～	800	700	10	1.4	1.2	1.4	1.2	2.4	400	14	12	100
65 岁～	800	700	15	1.4	1.2	1.4	1.2	2.4	400	14	11	100
80 岁～	800	700	15	1.4	1.2	1.4	1.2	2.4	400	13	10	100
孕妇（早）	—ᵃ	+0ᶜ	+0	—	+0	—	+0	+0.5	+200	—	+0	+0
孕妇（中）	—	+70	+0	—	+0.2	—	+0.2	+0.5	+200	—	+0	+15
孕妇（晚）	—	+70	+0	—	+0.3	—	+0.3	+0.5	+200	—	+0	+15
乳母	—	+600	+0	—	+0.3	—	+0.3	+0.8	+150	—	+3	+50

注：a. 未制定参考值者用 "—" 表示。
b. 叶酸当量＝天然食物来源叶酸＋1.7 × 合成叶酸。
c. "+" 表示在同龄人群参考值基础上的额外增加量。
d. 烟酸当量＝烟酸＋1/60 色氨酸。

参考文献

［1］张兰香，潘秀萍．学前儿童卫生与保健．北京：北京师范大学出版社，2011．

［2］高红梅，张琳琪．实用专科护士丛书：儿科分册．长沙：湖南科学技术出版社，2004．

［3］葛坚．眼科学．北京：人民卫生出版社，2010．

［4］毛萌，李廷玉．儿童保健学．北京：人民卫生出版社，2014．

［5］陈卫国，邓冬梅．眼耳鼻咽喉口腔护理学．郑州：郑州大学出版社，2011．

［6］孙葆忱．低视力学．北京：人民卫生出版社，2004．

［7］张玉兰．儿科护理学．北京：人民卫生出版社，2013．

［8］林崇德．发展心理学．北京：人民教育出版社，2008．

［9］沈晓明，王卫平．儿科学．北京：人民卫生出版社，2008．

［10］秦小明．健康管理与促进理论及实践．北京：人民卫生出版社，2017．

［11］王卫平．儿科学．北京：人民卫生出版社，2013．

［12］郭兰婷，郑毅．北京：人民卫生出版社，2016．

［13］李红．幼儿心理学．北京：人民教育出版社，2010．

［14］米凯拉·格洛克勒，沃尔夫冈·戈贝尔．儿童健康指南．石家庄：河北教育出版社，2012．

［15］赵洪．学前儿童心理健康教育．武汉：华中师范大学出版社，2016．

［16］育宁心理．儿童心理咨询治疗师．北京：清华大学出版社，2015．

［17］斯蒂文·谢尔弗．美国儿科学会育儿百科．北京：北京科学技术出版社，2012．

［18］韦小明，王丽莉．学前儿童卫生学．南京：南京大学出版社，2017．

［19］中国营养学会．中国居民膳食指南（2016版）．北京：人民卫生出版社，2016．

［20］黄子杰．预防医学（二）．上海：上海科学技术出版社，2001．

［21］石海兰，菅辉勇．公共卫生学基础．西安：第四军医大学出版社，2014．

［22］郭兰婷，郑毅．儿童少年精神病学．2 版．北京：人民卫生出版社，2016.

［23］中国营养学会．中国居民膳食营养素参考摄入量速查手册．北京：中国标准出版社，2014.

［24］姚春鹏．黄帝内经．北京：中华书局，2010.